经络医学研习录

王红民 著

——医话故事

中国中医药出版社
·北京·

图书在版编目（CIP）数据

经络医学研习录：医话故事 / 王红民著 . — 北京：中国中医药
出版社，2020.2
ISBN 978 – 7 – 5132 – 5905 – 7

Ⅰ.①经…　Ⅱ.①王…　Ⅲ.①经络—研究　Ⅳ.① R224.1

中国版本图书馆 CIP 数据核字（2019）第 270757 号

中国中医药出版社出版

北京经济技术开发区科创十三街 31 号院二区 8 号楼
邮政编码　100176
传真　010-64405750
廊坊市祥丰印刷有限公司印刷
各地新华书店经销

开本 710×1000　1/16　印张 8.75　字数 128 千字
2020 年 2 月第 1 版　　2020 年 2 月第 1 次印刷
书号　ISBN 978 – 7 – 5132 – 5905 – 7

定价　59.00 元
网址　www.cptcm.com

社 长 热 线　010-64405720
购 书 热 线　010-89535836
维 权 打 假　010-64405753

微信服务号　zgzyycbs
微商城网址　https://kdt.im/LIdUGr
官 方 微 博　http://e.weibo.com/cptcm
天猫旗舰店网址　https://zgzyycbs.tmall.com

如有印装质量问题请与本社出版部联系（010-64405510）

前　言

　　《灵枢·经脉》云："经脉者，所以能决死生，处百病，调虚实，不可不通。"真正理解这句话的深刻含义是在跟随恩师王居易教授学习之后，从此，经络医学恢宏庞大的理论体系逐渐在我面前打开，固塞多年的中医思想也犹如被打开的一眼清泉般自然流淌起来，以往感觉空虚抽象的经络循行路线、玄冥幽微的阴阳气血转输状态，渐渐由晦涩的文字变得鲜活生动。更为重要的是经络医学为临床实践提供了强大的理论支撑，既是指明方向的灯塔，又是斩除病魔的利剑。尤其是遇见一些罕见疑难病例时，在经络医学的指导下详察经络、辨经剖析，能够抽丝剥茧，梳理出病机源头，从而确定选经方向，最终解除多年顽疾。这一过程充满了中医理性思辨的光辉，让我在探寻解除疾病之道的路上充满发现的乐趣和学术专研的享受。因此，我现在的临床，省病问疾再无法离开诊察经络、辨析经脉，我的课堂也无法脱离经络流注对人体生理病理的解读，甚至回顾学医三十余年的经历，其间治疗偶得的惊喜、不得其解的迷茫、不明方向的彷徨，都在学习经络医学的过程中渐渐明朗。

《百症赋》言："针乃理之渊微，须至人之指教。"在我跟师学医的过程中对此有着深切的感受。我和许多初学者一样，初识经络气化、辨经解析、选经配穴这些深奥的理论内容时，因既无客观标准，又无现代人能接受的思维逻辑，感觉难以领会，不甚明了。但是在亲身经历过一次特殊的临床诊治后，却能够豁然领悟，甚至触类旁通。临证医案鲜活真实，是疾病作用于人体的综合体现，隐含着疾病的全部病机秘密，对学习者有着强大的吸引力和感染力。所以我喜欢听各种医话故事，也喜欢看各种医家医案，更喜欢在日常教学中给学生们讲医案故事。在故事中品味医理，理解中医，为学生们所津津乐道。

本书的医话故事来源于笔者日常的临证及教学，与医案不同之处在于从普通读者的视角诠释经络医学专业晦涩的医理，具有较强的可读性和趣味性。中医是中华传统文化的重要载体，从这一点来讲，本书也兼具向普通民众普及中医传统文化的作用，希望能够为广大中医同道和爱好者走进经络医学殿堂提供一个新的路径。本书在写作过程中得到学生和患者朋友们的鼎力协助，为本书提供案例素材或照片资料，在此向王学成老师、黄九妹老师、陆信步先生、车燕菊女士、于艳梅女士、学生冯翠爽、彭毛姐、巴锐和田梦粉致谢，感谢责任编辑张伏震老师的辛勤付出。书中诸多瑕疵，敬祈各位专家、学者和同道给予惠正。

王红民

2019 年 8 月

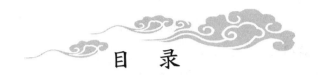

目 录

医案实录

朝花夕拾

教学随笔

跟师往事

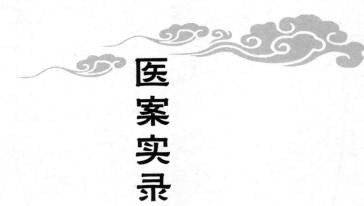

医案实录

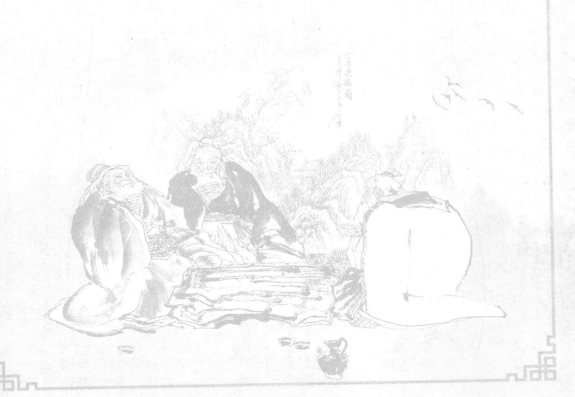

多年蜷缩的脚趾伸直了

　　病人是从山东乡下来的，来的时候要求治疗双下肢的疼痛、麻木、无力。这是 19 年前产后受风造成的，但祸不单行，11 年前她又遭遇了车祸，导致右侧小腿骨粉碎性骨折。骨折好了后，之前的产后风就更加严重了，走路不能长，走不远就得坐下来休息，因此只好呆在家里。按病人的说法是心里恨病，吃药、扎针、拔罐、泥疗、电疗、推拿等，所有能想到的方法都用上了，但还是没有明显变化，这次是经北京的小妹介绍找来的。经过一个暑假的针灸治疗，病人腿疼明显好转，约定来年暑期继续第二个疗程。

　　按照约定，2016 年暑期病人来复诊。她回家之后腿疼持续好转，还找了份工作。在疗程还有一周结束时，病人向我提了一个要求，能不能看看她的脚趾。原来车祸造成了她右脚的腓总神经损伤，慢慢地右脚的第四脚趾开始蜷缩，最后蜷曲在脚底不能伸直，一走路就会被硌得生疼，去医院也没有什么治疗办法，建议截掉。病人问我能不能扎针试试。说实话，作为医生，我自己根本不相信伤了这么多年的脚趾还有治疗价值，但是病人这么大老远来，我不忍心拒绝，就说试试看吧，因为根本就没抱希望，所以也没有拍照记录。

　　我先检查了她的脚趾，发现脚趾的颜色、温度都正常，掐了掐也能感觉到疼痛。这样看来脚趾虽然不能动，但是气血还是通畅的。诊察附近的经络，发现胆经足临泣处很硬而且很疼，我选择了足临泣和侠溪两个穴针刺。行针的时候又发现了问题，这两个穴很难产生针感，针下是非常滞涩的感觉，看来经气在这里是严重阻滞的状态，第一次针灸失败了。

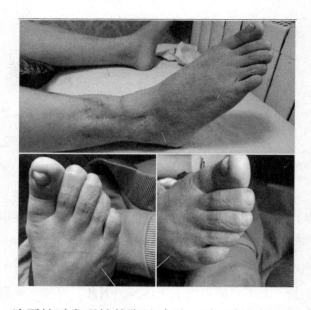

　　两天后二诊再针时发现她的脚趾动了一下，我心里也一动，针感能传到脚趾，说明经气恢复运行了！又隔了两天第三次扎针时，我依然很认真地选穴、进针、行针，这次针刺非常顺利，针感很快传到第四脚趾，看到脚趾跳动的瞬间，我吃了一惊，因为我看到跳动的脚趾居然已经与其他脚趾一样并排直立着，不再是蜷缩在脚底了！病人听我一说，才猛然感觉到这两天走路已经不疼了，其实她和我一样心中并未抱多大希望。这一下病人激动不已，说"我这次回家一定要给老父亲一个惊喜"。可怜天下父母心，她年迈的父亲每次看见自己女儿走路的样子都会心疼得落泪。这个病人产后风的疗程一直持续到 2017 年暑期，第三次来北京时，她的右脚趾已经活动自如，完全恢复功能了。

　　后来我又接诊了一例患者，腰椎手术后 7 年，右小腿完全没有知觉。他是在 7 年前因腰椎间盘突出导致的腓总神经损伤，手术后依然没有恢复知觉。右腿腓总神经损伤术后导致马蹄足，足下垂，右踝部松弛无力，不能静止站立，需不停行走才能维持平衡。同时还伴有大小便没有知觉，不能用力，大便排出困难。这些问题已经持续了 7 年之久。我接诊时心中同样没有抱任何希望，但是在患者的执意请求之下，只好答应他先做三次针灸，如果三次治疗后没有变化就停止治疗。

接诊时，我认真地给他做了诊察。患者的主要病变在右侧小腿前面的胫骨前肌、趾长伸肌和拇长伸肌区域，这些肌肉已经完全萎缩，针刺这些部位的腧穴，丝毫没有针感；第二个区域就是腰骶部合并鞍区，医学术语所谓的鞍区麻痹，是导致他排便困难的主要原因，这个部位没有任何知觉，但是在针刺长强穴达到约一寸半深度时，出现了强烈的串麻感直达肛门。因为有三次的约定，所以每一次我都和病人做充分的交流沟通，第一次针灸后出现的变化在鞍区，大便也开始有感觉了，排便顺畅了一些；第二次针灸，患者鞍区麻痹知觉恢复的区域有手掌大小；虽然小腿部的萎缩没有变化，但是患者已经有了信心，要坚持治疗下去。就这样治疗持续了1个月，病人的小腿有一半的肌肉开始恢复，站立的时候不再需要不停晃动，没有知觉的右脚也开始出现疼痛的感觉。虽然这个病例还没有太多的变化，但是这次治疗带给我的触动深化了我对经络功能的理解。可以这样讲，只要经络之泉没有干涸，荒芜的土地依然有还青的可能。

经络医学认为经络系统是一个立体结构，皮、脉、肉、筋、骨五体是构成经络的基本组织，这些基本组织及其所构成的特定缝隙结构与脏腑、气血津液运行之间存在着密切而广泛的联系。因此人体经络气血流注有浅深不同层次，经气在腧穴处的转输同样纵横交错，精密复杂，没有对经络腧穴的结构进行仔细全面的诊察，就不能对病症的状态得出准确的判断。《灵枢·九针十二原》云："粗守形，上守神。神乎神，客在门。未睹其疾，恶知其原？"说明医术的高下之别在于对经络腧穴气血与邪气关系的把控和判断，以及能否准确探明病邪所客的层次。对于针灸医生来说，在临床治疗过程中要始终做到，仔细观察病症的范围、层次以及每次治疗后所产生的变化，而不能仅凭主观臆测判断病情不可治，轻言放弃。

小小麦粒灸凸显大智慧

　　我在临床工作的 30 年间，用麦粒灸后溪穴治疗麦粒肿屡用不爽，只要是早期发病，及时治疗的，见效都非常快，一般一次就有效，两次痊愈。其间有三个案例给我留下了深刻的印象。

　　第一个病例是几年前在学校给一个 10 岁的男孩治疗，当时我身边有很多学生跟随学习，正好给学生们演示麦粒灸的操作。他的麦粒肿初起两三天，由于很害怕做艾灸，学生们只能抓着他的手，在后溪穴勉强灸了两壮他就跑了。我嘱咐他过两天来找我再做一次，结果一直都没来。过了半个月，忽然在食堂见到了这个学生，他眼角上敷着纱布，我问他："你眼睛没好啊，去做手术了？"他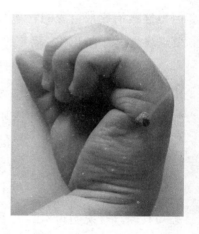点头说"是的"。我想这次治疗是失败了，后悔没有及时追加一次治疗，要不这孩子不至于去做手术。我当时就把这个病案当作失败案例给学生们分析，提醒学生们一定要养成随访的习惯，做好疗效评价，可以不断反思自己的治疗是否得当。

　　过了 1 周左右，我偶然碰到他的班主任聊起这件事来，才知道真相，原来这个学生艾灸后第三天麦粒肿就消了，结果他走路不小心磕到门框又伤了眼睛，所以才去医院缝的针，这个真相真是让人哭笑不得！

　　第二个案例是在 2007 年接诊的一位胃病患者，望诊时发现患者的右侧内眼角轻微发红，病人也感觉到右眼不适，总想用手揉。检查眼角处睑缘已经轻微红肿，判断是麦粒肿初起，遂建议患者先做麦粒灸。当时国内还有很多人不知灸为何物，听说是用火烧，这位50余岁的先生表现出极大的恐惧，后来又听说是烧手，才勉强同意接受这种治疗。治疗的经过非常简单。让我印象深刻的是，当我收拾好艾灸的用具，开始治疗他的胃病时，突然发现他右眼的红肿已经消失了，翻开眼睑也没有任何异常。病人此时也感觉眼睛已经没有刚才的痒痛不适感了，就在短短的几分钟内，患者眼部初起的火毒被扑灭了！

　　第三个病例是在2018年底，一个学生家长带他七岁的儿子来看病，孩子右眼的麦粒肿已经半个月了，用了艾灸、放血等方法，依然没有完全消除，医院建议手术，家长不接受，所以来找我试试。检查发现孩子双眼都有麦粒肿，右眼较重，因为病程已经2周，气血郁结日久，右眼肿物里面已生硬结，我尝试着用后溪麦粒灸治疗了3次，同时配合耳尖、右侧太阳穴放血，硬核逐渐缩小，半个月后双眼麦粒肿完全消失，避免了一次手术。此病如果病程较长，只要没有到溃脓期，仍然可用麦粒灸，只是治疗疗程会相对延长，并可配合局部的刺血方法加强疗效。

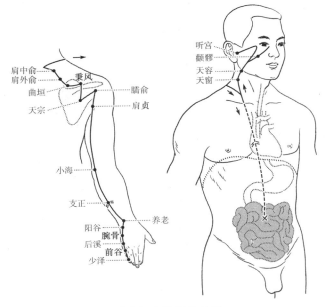

手太阳小肠经循行图

大家通常喜欢这种有效而简单的方法，认定为很有临床价值的特效穴，但是恰恰是这种特效背后的机理更值得我们思考。麦粒肿的病机比较简单，多发于内外眼角，属心火上炎所致，而心火最易通过表里经转输至手太阳小肠经。小肠经循行"从缺盆循颈上颊，至目锐眦……其支者，别颊上𬟽，抵鼻，至目内眦"，这样心火就循表里经路线上行发于内外眼角而成麦粒肿了。古人的智慧恰恰突破了"用热远热""热者寒之"的正治思维，巧妙地运用了"同气相感""以热引热"的策略，在后溪穴用麦粒灸将循经上扰的火气引下来，由于火力非同一般的刺激，对经气的疏导作用力度非常大，所以使用得当，一次即效。不得不说古代医者在实用技术的运用上，具有灵活创新的思维，才想出这样的特效方法。

　　需要注意的是，麦粒灸虽然好用，但是方法掌握不好，非但无效，反而会加重病情。第一，制作麦粒灸要如同麦粒大小，过大火力透达不集中于腧穴，反而会火上浇油，达不到疏导的作用。第二，艾炷要捏紧实，若松软则刺激度、刺激时间都不够，麦粒灸点燃后患者要能感觉到如同针刺样的细小烧灼感。最后一点，如果麦粒肿已经成脓，就不要再用此方法。

神奇的火柴灸

很多民间流传的针灸方法，是中医先辈们经过实践留下来的宝贵经验，如果不能一一继承，让它无声无息直至失传，就太可惜了。1989 年我跟北京怀柔中医院针灸科黄九妹老师实习时，就曾经看到黄老师使用火柴灸治疗儿童腮腺炎，感觉非常神奇。

有一天来了一个患腮腺炎的小朋友，黄老师让我用灯心草灸角孙，我一听心里就虚了。上学时虽然听说过灯心草灸角孙治疗腮腺炎（古称痄腮），但是具体怎么操作却从来没有见过，在城里的医院也没有听说哪位老师使用过这种古老的灸法。我说："这儿也没有灯心草啊！"黄老师递给我一盒火柴，说"用这个灸"。这一下我更懵了，我还是第一次听说可以用火柴灸代替灯心草，就疑惑而且懵懵地点燃火柴，吹灭，准备用线香似的火柴头点角孙。黄老师在一旁一言不发地看着我操作，这时她打了我的手一下制止了我的操作。只见黄老师一手扶着小孩的头，让我拿着火柴盒，另一手拿火柴麻利地一划，火柴头"嚓"地一下燃烧起来，黄老师随即将正在燃烧的火柴点向患儿的角孙穴，只听到"啪"的一声响，火柴瞬间灭了，在我还没反应过来怎么回事呢，黄老师就已经去治疗别的病人了。我不禁暗自称赞黄老师"好身手！"后来陆续又看到多次黄老师使用火柴灸治疗儿童痄腮的案例，都是一两次就痊愈。这一民间中医的神奇技术深深地刻印在我脑海中。后来我也常用这种方法治疗儿童痄腮，一次只灸一侧，三天后再换灸另一侧。一般情况下两次就好了，施用火柴灸后局部不要着水，防止感染。灼灸过的头皮三五天也就愈合了，非常安全。

灯火灸是用灯心草蘸油燃火在穴位上直接点灼的一种灸法，别名灯草灸、油捻灸、十三元宵火、打灯火等。操作时，取一段灯心草蘸植物油，点燃后对准穴位迅速灼灸，当灼及皮肤时，可听到"啪"的响声，是头皮炸裂的声音。用火柴替代灯心草，称为"火柴灸"，在20世纪八九十年代很多基层针灸医生都在使用，也屡见报道。但是为什么火柴灸可以治疗疹腮呢？灯火灸角孙是只能用于治疗儿童疹腮的特效穴吗？这些问题很少见到有人解释，也没有明确的回答。

2017年的夏天，一个朋友早上起来左半边脸肿得很厉害，而且疼痛难忍，去医院诊断是化脓性腮腺炎，输液后下午疼得仍然很厉害，给我发了微信图片，问我有没有什么办法。我一看这不是儿童多发的疹腮吗？就让他赶紧过来找我。他来到门诊的时候，左侧面颊肿胀更加严重，口腔异味很重，想看看腮腺导管的情况，病人根本就张不开嘴。这时我已经学习了经络医学，临床看病必先诊察经络，察经结果果然是少阳经瘀滞最严重。若论强力发散少阳火毒的方法，火柴灸当仁不让！这次的治疗我选择了这一古老技法为主要治疗手段，在火柴灸角孙穴操作完成的瞬间，患者面部的剧痛消减大半，并马上可以张口，说话也不那么费劲了。施灸完，为了更好地清解少阳风热，我又为他针了左侧外关、足临泣、头临泣穴。第三天复诊的时候，面部已经基本消肿了。又第二次做了火柴灸，治疗结束后第三天，病症痊愈。后来查询《中医外科学》才知道这种成人化脓性腮腺炎中医称作"发颐"，属于疗程较长的比较难治的病症，可见火柴灸这样一种民间的艾灸技法消散火毒的功效不可小觑。

此时，笔者前面提出的两个问题应该有了答案，首先无论是儿童疹腮还是成人发颐都是由于少阳风热火毒上攻，壅滞不散，结于腮颊所致。所以在临床除了腮部肿胀疼痛，还有发热、头侧部胀痛等兼症，经络诊察可以发现手少阳经络缝隙饱满、肿胀，并有明显压痛。灯火灸的机理在于火郁发之，火毒结滞局部，非火攻不得消散，角孙穴属

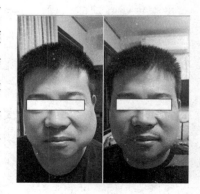

于手足少阳、手太阳经之交会穴（《针灸甲乙经》），又属病症结滞的局部，头皮炸裂的同时，腮颊部所聚火毒之气得以瞬间消散。由此可见灯火灸从器具的选择到腧穴穴性的运用均体现出思维的严谨周密，用意至深，古人创此技法绝非一时兴起。然而一经临证，火柴灸消散少阳瘀滞的强大效果依然令人震撼！

按：艾灸疗法被普遍认为用于虚寒证，那么热证就不能灸吗？看了以上这两个案例，我们应该有肯定的答案了。在临床使用灸法只要辨证准确，选取正确的腧穴，方法得当，艾灸可以迅速消散热毒，取得快速疗效。这些方法由于很少使用，已经濒临失传，如果再不及时地继承传扬，恐怕我们真的就要失去这些先辈留下来的千古绝技了。

火针医话之擒贼先擒王

火针古称"燔针""焠刺"，《黄帝内经》中多次讲述了火针的应用，后来的《伤寒杂病论》中亦多处论及火针治疗引起的坏证，后因患者惧怕，医生亦有所忌惮，逐渐少见于现代临床。《针灸聚英·火针》甚至论火针"须有屠儿心，刽子手，方可行针"，听起来似乎更加恐怖。笔者使用火针完全是因为在临床治病所需，每遇滞瘤顽疾或老寒痛痹之证，使用毫针几乎没有针感，效果仅如隔靴搔痒，令人沮丧。每读《灵枢·官针》针法，心中都会啧啧称赞，希望自己也能逐渐掌握这些针法，火针便是我逐渐在自己身上尝试，再用于临证继而越来越钟爱的一种特殊针法。开始时我用粗毫针烧红试验，后来选用专门的火针，应用更安全有效。2014年在山西太原偶遇师怀堂先生的门人，从那里订购到师氏纯手工打造的一套燔龙火针，爱不释手。笔者用火针治疗疣瘊随手应验者甚多，而此证又甚是常见，遂选择了2根常用型号的火针随身携带，以便随时应用。其实选用合适的火针型号，操作得当，火针丝毫没有想象中那么恐怖，由于火针操作速度极快，出入仅有1/10秒，有些患者甚至没有什么感觉就已经结束治疗了。

笔者随身携带的火针大多被用来针刺疣瘊。可是又有一点令人啼笑皆非，治疗此类病虽多，却总是没有留下典型的对比照片，因为针灸时忘记拍照，想起来病证已经不见了！有一天上课时说起此事，见我言说遗憾，学生小曹举手笑着说："老师，这有何难，我这双手长满了瘊子，您尽可以拿来作案例！"我仔细检视，发现他的双手有大大小小十多个瘊子，因为课间时间有限，不能耽误上课，我遂选择了其中两个比较大的顶部开花状瘊子用火针治疗，一周后再上课时两个大瘊子已经萎缩脱落，但底盘处还有一些硬结，学生笑着说："老师，告诉您一个不幸的消息，您又忘记拍照了！"这个学生很爱抖机灵，转了转眼珠又道："老师，没关系，我这里还有一些小瘊子，等它们长大了，您还可以做实验！"事情过去了两个月，期末的时候小曹突然跟我说："老师我忘记跟您汇报一个更不幸的消息了，我手上的小瘊子也全都没有了！"我十分惊讶，追问事情经过，原来那两个大瘊子脱落之后，又过了一两周双手其他瘊子竟也逐渐萎缩，半月后尽数脱落，再无踪影。我仔细检查小曹的双手，毕竟是年轻人，双手光洁细滑，竟无丝毫印记。我想起过去听说瘊子分公母之说，说明这类疣瘊的病毒的确可以播散，而且母瘊不仅播散，还是其他瘊子营养生长的来源，治疗时只需辨认清楚疣瘊的源头，散落者不必尽数治疗。

　　关于火针治疗疣瘊类疾病的机理，很多医生认为类似外科手术，由火针代替手术刀铲除病患，笔者认为不尽然。疣瘊之类生长于皮肤表层，从经络理论分析属于络脉病候，《灵枢·经脉》就有手太阳别络主病"虚则生疣"的记载。太阳宣发卫气无力而成肌表郁结，虽然病变在经络皮部毛络，但是依然有经络气血循环，只是区域较为局限，火针可"火郁发之"，火针后可见所针之处及周围皮肤直径一两寸许区域皮肤泛红，患者亦感觉有明显热感向四周波及。同时，笔者在治疗此类病变时，往往只用单头火针，刺及疣瘊根部即可，小者一针，大者也限于三针之内，等待自然脱落。可见火针是切断了疣瘊病毒的生长链，改变周围皮肤络脉的气血循环，使毒邪消散，尤其是治疗学生小曹的案例，更加验证了这一点。此后我在治疗此类病变时，不再尽数针刺，使用"擒贼先擒王"的策略，只选择其中较大者治疗，主要病变消失后，散落的较小病患自然消退。

　　火针在针灸临床治疗一些特殊病症时常有突出的疗效，除了古籍中所述"火毒痈疮，痰核瘰疬，癥瘕瘀血"之外，我在临证还常用于治疗各种风痹麻木、骨折疼痛、腱鞘囊肿、疱疹病毒等病症，常有"过关斩将"之力，尤其治疗一些疣瘊之类的皮肤赘生物，可以一次阻止赘生物的生长，过后自然脱落，不留任何瘢痕。使用火针最为突出的感受是它除痹消瘀的强大力量。古人云：火郁发之。火针最大的效力恐怕就是使毫针携带了火的威力，可以快速消散经络中顽痰、火毒、瘀血，发散之力极大，很多骨折后的痛点会在火针治疗后立即消失。前些时候听到黄金昶老师讲针灸治疗恶性肿瘤的临床观察，黄老师还将火针运用到肿瘤治疗，消瘤除瘀，深为佩服！

生孩子是女人的天性

我曾经认为不孕症是最难治的疾病，临床多年也没有接诊的勇气。跟随王居易老师整理医案时，曾与老师探讨过这类疾病的思路。老师的一句话点醒了我，他说："女人生孩子，那是上帝造人赋予的能力。我们只是把那些影响女人生孩子的病因祛除，生孩子是女人的天性。"

看待不孕症的角度一旦转换，治疗的思路就完全不同了，很快我就接手了一个不孕的患者。当时正值暑假，一个农村亲戚的孩子来北京求诊。姑娘23岁，结婚一年没有孩子，很心急，开始准备做试管婴儿，半年来跑遍全国大医院的生殖中心都无法解决她的问题。原来这个姑娘的身体条件非常差，她11岁时因为患病，左侧的输卵管被摘除，在上海的医院做检查时还发现先天性左肾缺如，右侧输卵管严重堵塞。情况这么复杂，听起来都让人心情沉重。我决定接诊这个病例的时候，对于如何立法心中没有任何思路，但是在经络诊察的引导下，这个病例的症候特点和病机逐渐明朗起来。

患者很年轻，但是看上去面色萎黄，舌淡苔薄，左脉沉细无力，尺脉无，右脉细。问诊没有得到太多有效信息，主诉除了不孕，没有任何不适，饮食、二便、睡眠、月经基本都正常。我开始给她进行经络诊察，这姑娘身体有寒，正值暑天却手脚如冰。追问她从小就是如此，不觉得是病，而且再热的天，也不爱出汗。进一步诊察发现她的太阴、厥阴、阳明、少阳、太阳等经脉都有结络和结块。腹部触诊时，在右侧输卵管附近，也就是胆经五枢、维道穴附近有一较粗的条索，但是按上去却是中空的感觉，同时

医案实录

伴有酸胀，左侧则没有这种情况。背部在次髎、胞肓穴附近也有明显酸痛，寒凉感明显。根据经络诊察的发现，结合患者的症状体征，判断应属于胞宫寒凝、气血虚衰之证。选择督脉、太阳经、少阳经为主要治疗经脉，配合太阴经、阳明经改善机体气血供养，灸命门、环跳、胞肓穴提振胞宫阳气，温经祛寒。治疗一周三次，约定治疗八次后再看病症的变化决定后期的治疗。

随着治疗的进行，姑娘的脸色开始明亮起来，精神也不那么萎靡了。第三次治疗的时候，我发现患者腹部的管状物已经不明显了，之前的酸痛感也消失了，她非常开心地说："老师，我觉得特别有效。"我跟她开玩笑："你这种病，得有小宝宝才叫有效吧！"她很认真地说："我说的不是这个，我原来阴道每天都会有间断性排水，上海的医生说我做不了人工授精，就是因为这个原因。可是您给我针灸之后，再也没有出现过排水现象！""阴道间断性排水"？我还是第一次听说这种病症，仔细询问得知，排出的液体无色透明，较寒凉，而且量还不小，每次都会把内裤湿透。这让我联系到她腹部的那个管状异常，结合治疗选择的经脉，可以推测她由于阳气不足，胞宫寒凝，聚集了寒湿水饮，形成腹部的特殊管型包块。经过治疗，经脉阳气得到提振，太阴温化水饮的功能得到加强，聚集的水邪经转输布散逐渐消失。我隐隐感觉这应是病人不孕的关键症结。之后我更是加强了关元、命门穴的艾灸强度，并且以太白、太渊两个原穴补益提振太阴布化水湿的功能。有意思的是，一个疗程结束后，阴道排水的现象再也没有出现过。而且她的舌脉、面色都有明显改善，手足转温，情绪状态也非常好。我就跟她说，赶紧回家吧，回家才可能有小宝宝啊！

这个病人走后一直没有消息，我跟亲戚说，你记着这个姑娘的事，有消息及时转告我。这一年的"十一"长假刚过，亲戚给我传来信息，这个姑娘怀孕已经三个月了，她让亲戚转告我说农村有这样的讲究，刚怀孕是不能说的，怕坐不稳，三个月后才可以公开。一算日子，这个孩子就是她治疗结束后，回到家当月就怀上的。过了年的初夏季节，亲戚发了一个胖娃娃的视频给我，画面里能听到刚刚当上母亲的那个姑娘开心的笑声！

人体的功能果然奇妙，自身气血的周流输布正常就可以保证各器官的

经络医学研习录
——医话故事

生理功能，针灸医生的使命就是使受阻的气血循环恢复运行，我们仅仅是在帮她恢复原有的功能而已。

孩子斜颈的元凶居然是便秘

　　明仔来看病时只有 3 岁 4 个月，他妈妈说孩子出生后不久就发现脖子有些向右侧歪，去医院看，医生诊断是肌性斜颈，但是不严重，建议等孩子大一些再根据情况治疗。母亲观察孩子到现在还是没有好转，就前来找我希望按摩治疗一下。

　　我仔细观察了一下孩子的头颈部，头稍向右侧偏歪，并不是太明显。摸了摸孩子的右侧胸锁乳突肌，感觉肌肉有些偏硬，肌腹中段还有一长约 2 厘米的硬块，再摸左侧，同样的部位也有一花生大小的硬结。我继续沿孩子的手阳明经检查前臂部，在手阳明经曲池到下廉穴一带有很长很硬的一段肿块，双侧都有，右侧尤甚，手太阴经孔最穴处也有明显结节，而且缝隙不清，足阳明经有气肿感。这些异常说明孩子的肠道功能有严重失调，我追问孩子的大便情况，这位母亲惊讶地说："您也太神了，我可没想过要找您治疗他的大便问题，这孩子便秘三年多了。"这回轮到我吃惊了，要知道孩子年龄只有 3 岁 4 个月啊，就是说孩子生下来不久就开始便秘了！原来孩子母亲是"灰奶"，没办法母乳喂养，孩子的便秘是从两三个月换奶粉喂养时开始的，此后越来越严重，七八天才排一次大便。因为便秘还上过两次手术台，一次疝气，一次肛裂。所以孩子每次大便就成了家里最大的事儿，一家人异常紧张，如临大敌！听到这样的病情，我决定为孩子调整阳明经，调理他的大肠功能，考虑患儿怕针，就采用了经络推拿的方法，重点推揉手太阴、手阳明经，颈部只是轻轻推揉了几下。治疗结束后，嘱咐家长一周来两次，同时要清淡饮食，不吃油炸食品。孩子的母亲连连点

经络医学研习录
——
医话故事

头，听说可以推拿治疗便秘心情很激动，说再远再累都要好好配合。

第二次复诊，仔仔自己走进诊室主动跟我打招呼，一看心情就很轻松愉快，他很神秘地跟我说："王老师，我爸爸都说我的头不歪了。"我一摸，果然右侧胸锁乳突肌硬块已缩小至花生米大小，与左侧对比无明显差别，但是手太阴经孔最穴处硬结未变化，说明孩子颈部的结块仅仅是阳明经气机阻滞导致的"标"症，病机之本在太阴阳明经的经气运化布散失常。在后来的两次诊疗中，孩子的颈部症状缓解明显，肠道症状的改善却很缓慢。但是我并不着急，因为在治疗时我已经感觉到孩子的经络状态在渐渐发生着变化，手阳明经曲池穴到下廉穴一带的硬块在变软，手太阴肺经孔最穴处的缝隙渐渐变得清晰，这些经络变化说明太阴阳明经气机阻滞已经逐渐消散，《易》言："观其所聚，而天地之情事见矣。"我心里非常自信，静静地等待着经络气化改变所带来的病症变化。第五次约定的治疗时间孩子没有来，他母亲发来一条微信："孩子昨天有些受凉，今天腹泻了。"后面紧接着一条信息："这么多年，孩子第一次腹泻！"在五诊之后，孩子便秘的症状持续好转，一直未见反复。一个月后他们回到了江西老家，两个月后从江西打电话咨询其他人的病情，同时告知明仔症状平稳。这个病例现在已经过去6年，期间孩子因为感冒发热依然来诊，但便秘一症基本痊愈，偶尔大便干涩，亦可自行缓解，未再加重。病症痊愈后，患儿母亲十分感慨地说：如果不是亲身经历，真的很难相信导致孩子斜颈的元凶居然是便秘！

推拿治咳嗽竟然比吃药还有效

睿睿是个能吃的小胖孩，5岁时体重就到40公斤了。平时头疼脑热、感冒发烧妈妈都会带他来看诊。小家伙体格强壮，食欲如同成人，并嗜好肉食。3天前偶感风寒，开始咳嗽，吃止咳药不见效，他妈妈就跟我约好做推拿。看病的时候，妈妈瞅着孩子咳嗽剧烈，愁眉不展，说"昨天咳嗽彻夜不停，咳着咳着就吐一滩，结果把床都吐遍了，一家人都没法睡觉。"就诊时，睿睿小脸红红的，舌苔很厚腻，咳声也剧烈粗重，嗓子里有明显的痰浊音。大便每天都有，但有些干结。

现代家庭育儿观念存在一些问题，如喂养过于精细，穿着过于保暖，多数还存在营养过盛、饮食积滞的情况，这时再出现节气的变化，感寒受邪就会发病。孩子不会咳痰，痰浊阻塞气道，咳嗽症状通常比较重。治疗时医生往往将目标集中在止咳上，却未关注到胃肠积滞是根本病机。睿睿的病情就非常典型，追问病史，几天前患儿吃了多次炸鸡腿，经络诊察时果然发现除了肺经异常之外，还有脾经、胃经、大肠经也有硬块，因此辨经病在太阴与阳明经。在胸腔内，人体呼吸道紧邻消化道，脾胃消化不良产生的淤积阻滞于胃肠道，给呼吸道气机的通行带来很大阻力。这时，就需要用推拿疏散阳明郁积，解除气道阻力。我边解释边给小患者推拿胳膊和腿上的经络，孩子很聪明，边听还边帮我找肺经、大肠经上的结块，看来他是听明白了我治疗的道理，非常配合。四肢推经之后我又在他的背部第3、4胸椎附近找到气机转输不通的部位，帮他揪出一些紫痧。

第二天妈妈又带孩子来治疗，进了诊室就露出欣喜之色，说："真是没想到啊，推拿比止咳药还好使，昨晚一声没咳，今天白天偶尔还有一两声。"小朋友吐舌头一看，厚腻的舌苔已经基本消退，之前肺经列缺穴处的结络已经消失了，说明阳明经积滞已退，再做一次推拿调护就可以了。我告诉睿睿妈妈要控制孩子饮食，这段时间暂停吃肉、蛋、奶等食物，平时也要注意均衡饮食，不要吃太多油炸食品。

咳嗽是呼吸系多发症，尤以春季和秋冬季明显，做儿科推拿的医生都清楚，咳疾难治。但是运用经络医学理论指导儿科推拿临床，治疗咳嗽却能取得突出的疗效，一般1次便有显效，甚至获愈者也不在少数。治疗的关键在于两点：一是运用经络诊察认清病机。咳嗽，多可在太阴阳明经上发现明显的异常，特别是太阴、阳明经的合穴处异常尤为明显，正如《素问·咳论》所说："皮毛者，肺之合也，皮毛先受邪气，邪气以从其合也。"二是运用经络诊察可以帮助推拿医生正确选择治疗经脉，根据病症特点及诊察所见，疾病侵袭机体的路径和脏腑受邪状态均十分明确，本病笔者即根据"标在肺经，本在胃肠"的判断，选择太阴、阳明经进行治疗，取得佳效。

夜间不能安睡的小朋友

彪彪是我见过的最能说的小朋友，无论什么话题他都能滔滔不绝地跟你聊上半天。彪彪爸爸很无奈地说："这孩子太能说了，晚上不睡觉，几乎一小时就要起来一次，还要找大人聊天，一家人被折腾的筋疲力尽。"

来找我的时候，彪彪只有 2 岁 10 个月，他忽闪忽闪的大眼睛透着聪敏和机灵。我心想难道能说也是一种病态吗？还是先给他诊察一下经络吧。小朋友的经络结构与成人相比，肌肉缝隙一般不是很清晰，但是仔细诊察还是能有所发现。不同于其他孩子的是，彪彪的皮肤干枯粗糙，一撸裤腿都往下掉渣儿，手太阴经尺泽穴处有明显结节，手阳明经也有很多小结块，说明孩子太阴经运化不利，阳明经转输停滞，皮肤得不到充足的营养。家长自述彪彪不爱吃饭，比较喜欢喝牛奶，大便比较干硬。彪彪还很敏感，我为他察经时，他十分用心地体会，能很准确地反馈他的感受，当我循推他的少阴经神门穴至灵道穴一段时，发现有脆络的碎裂感，同时彪彪的眼睛一亮，惊讶地说："王老师，这里是不是有小虫子呀，你听，咔嚓咔嚓的声音，它是不是在吃东西呢？"检查背部督脉也有明显发现，他的腰臀部有一块青记，摸上去很凉，而胸背部却比较燥热，追问孩子出生时早产两个月，只有 3 斤重。

经络诊察逐渐显露出彪彪病症的病机所在。孩子早产，先天肾阳不足，心火相对亢盛。而孩子脾胃较弱，阳明经燥热郁积，心火得食火资助，寒热错杂的病机胶着日久，难以自行恢复。我为彪彪制定了温肾制火、强健脾胃的治则，通过推拿调整太阴、少阴经和阳明经气化功能，转输阳明燥热，交通心肾，同时我教给家长一套艾灸命门穴温补肾阳的方法配合治疗。

孩子的经络真的是非常敏感，经过1周治疗，彪彪爸爸兴奋地向我反馈治疗效果，说他代表全家人感谢我，因为彪彪在夜间已经能安稳入睡了，全家人也就都能睡个安稳觉了。

又治疗了一段时间，彪彪的皮肤也慢慢开始润泽起来，恢复到普通小朋友的皮肤弹性。说到这儿读者可能要问了，这个小家伙能说算是一种病态吗？睡觉改善以后他还是那么能说吗？这个小朋友依旧很能聊天，但是夜里不睡觉才是病症。病症改善之后再给他推手少阴经时，他还是那么配合，很仔细地体会推经的感觉，闪动着一双大眼睛认真地说："王老师，这里的小虫子不见了，它难道是跑了吗？"和这样的小朋友在一起，治疗过程充满了探索的快乐和趣味。

患儿难以承受的过敏性腹痛

乐乐 4 岁半，半岁后家长发现他对各种食物都过敏，后来发展到每天只能吃米糊、面糊，但依然每日发作剧烈腹痛，甚至出现肠痉挛。除此之外，还伴有咳嗽、便秘、胸闷等症状。母亲在带孩子四处求医无果之后，开始自己学习小儿推拿来减轻儿子的痛苦，但是收效甚微。无奈之下经朋友推荐找到我求诊。

一个 4 岁多的男孩儿正是淘气活泼的年龄，但是我看见的乐乐却面沉似水，不哭不笑，表情很冷淡。他母亲带来的儿童医院诊断证明，让我看到了揪心的住院诊疗经过：短短 11 天，乐乐经受了气管镜、结肠镜、骨髓穿刺等一系列让成人都难以忍受的检查，还有各种药物的使用，加上每天都要出现一个多小时的痉挛性肠绞痛，小朋友经受的折磨可想而知。后来因为家长不接受医院激素治疗的建议，只好出院。

之前我虽然也接诊过不少过敏性的病例，但是这么严重的食物过敏我还从未见过。在他检测的过敏原化验单上足有 30 多种可致敏物，包括尘螨、动物皮毛等呼吸道致敏物，还有金属等皮肤致敏物，最麻烦的是所有的米、面、乳品、蛋类和海鲜类食品都可导致他消化道出现高致敏状态，这也是孩子每天都要经受肠绞痛折磨的原因。因为不可避免地要摄入食物，除了一些水果、蔬菜，必须进食一些米糊。我判断一定是孩子的太阴经运化系统出现了障碍，后来经过完整细致的全身经络诊察，印证了我的判断。这个病症与大多数过敏性疾病一样，主要病变经脉在太阴阳明经。由于外感或者内伤的原因，经脉气化功能被破坏，打乱了太阴阳明经维持燥湿平

经络医学研习录
——医话故事

衡的功能，不能有效化解排出体内代谢物，导致咳喘、憋闷、肠道激惹等症状。到此病变的机理辨析已经清晰，但是这个4岁孩童经脉上的严重异常还是让我暗暗吃惊，他的太阴阳明经结节和结块非常多，而且硬度很大，很难推动。显然这个病症的形成已经很久了，我不知道接下来的治疗能有多大把握。但是看到幼小的孩子经受着这样难忍的病痛，我还是接下了这个病例，家长也在半信半疑的状态下，答应每周带孩子来治疗一次。

出乎意料的是，乐乐并不拒绝针灸，我在给他推拿太阴阳明经的同时配合针刺尺泽、阴陵泉等穴，学习经络医学的学员都知道，这是王居易老师用来调整太阴经气化功效最强大的一组对穴。另外还运用了加强脾胃运化的摩腹、捏积等儿科推拿手法。1周很快就过去了，乐乐第二次来，我已经观察到了他的变化，脸色已经没有那么冰冷灰暗，治疗过程中也发现经脉上一些较小的结块已经消失了不少，但是大的硬结依然毫无松动的迹象。

第三次，孩子姥姥跟着来了，姥姥很健谈，说了很多孩子小时候的事情。其实大人对孩子的喂养过程很早就出现了问题，半岁的孩子脾胃功能还很娇嫩，父母却过早地喂食一些成人食物，频频造成孩子消化不良，渐渐出现了食物过敏的情况。除此之外，孩子姥姥还告诉我说："您的治疗效果特别好，连化验指标都正常了！"这一句话出乎我意料，我之前只是注意孩子症状的变化，并没有关注化验指标的问题，就让家长下次把化验单据带来。第四次治疗，孩子已经开始跟我有说有笑，他主动跟我汇报，说现在除了肚子还疼，其他的问题基本都好了，而且肚子疼的时候也只是几分钟，不再那么难忍，腹部也不再起大包块了。

我仔细看了家长带来的化验单，从第一次治疗开始，血液中表明致敏状态的嗜酸性粒细胞的百分比值，每周都在下降。治疗前是19.1，第二周10.1，第三周已经是4.7，这个数值的正常值在5.0以下！这一病症治疗6次就结束了，在症状、化验数据变化的同时，小朋友的经脉异常已经逐渐恢复。看来孩子机体真是充满生机，经络气化状态的恢复比成人快得多。治疗结束两年多后，我看到孩子母亲发了一段乐乐跳舞的视频，他已经是一个7岁的小学生了，欢快健康，完全看不到原来的冷淡表情，我给她母亲发信息询问近况，孩子母亲回复乐乐已经基本没有问题了，非常感谢老师挂念。

后记：虽然之前在针灸临床中也治好过很多食物过敏的病症，但是这一次主要采用推拿手法调整经脉，没想到竟然也快速起效，欣喜之余，不仅增加了我的信心，也让我更想尽快将经络医学理论在针灸推拿领域运用的效果传播出去。后期我在灵兰中医的网络课教学中详细介绍了治疗过程，没想到这个举动竟直接帮到了青岛的一个面部过敏的小朋友。孩子姥姥是网络课学员，看到我在课程视频中讲到的这个案例后，非常激动，就给自己的孩子打电话，让他们在当地找到一个儿科推拿师，通过视频电话远程指导完成了第一次的治疗，这样治疗了三四次，孩子的过敏症状慢慢就痊愈了，血中的高嗜酸性粒细胞的化验结果也一路下降，最后完全正常了。

后来孩子的奶奶来到了线下课堂，向我当面致谢，我问了治疗的具体情况。原来她的小孙子只有1岁多，过敏是从6个月后添加辅食开始的，之前是喝奶粉（产后1个月就断奶了），添加土豆泥后孩子面部红肿，到医院检查说是过敏，后来又发现对大虾、鸡蛋清也过敏，症状基本一样，因为不在跟前，其他症状孩子父母也说不清。但是看到网课之后，她按照我讲的方法指导着推拿师为孩子推按太阴、阳明经，竟然神奇地解决了这个严重过敏病症。现在孩子面部已经恢复了正常，再食用土豆、虾和蛋清也不再过敏了。她说自己内心的快乐无以言表，只有更好地学习经络医学，更好地为患者服务。

我感到自己每天的临床实践有着不平凡的意义，每一个病例的治疗都有可能为经络医学的发展添一块砖，也有可能帮到更多的人，所以我感谢病人的信任，才有今天这些宝贵的病例跟大家见面。

注：嗜酸性粒细胞是白细胞的组成部分，与其他粒细胞一样来源于骨髓的造血干细胞。嗜酸性粒细胞具有杀伤细菌、寄生虫的功能，也是免疫反应和过敏反应过程中极为重要的细胞。

儿科推拿纪实——"捉虫子"的故事

从学习经络医学之始，我就尝试着运用经络理论治疗各种儿科常见病。实践证明儿童的病症虽然起病急，传变快，但是经络状态通常也比较单纯，只要辨经准确，往往通过简单的推拿疗法即可奏效。张介宾在《景岳全书》论小儿病"非外感伤寒，则内伤饮食"，且"脏气清灵，随拨随应"，但能确得其本而撮取之，则一药可愈。我想还可再补充一条，但能确得其本而撮取之，则一推可了之！在儿科推拿时我常常伺机使用"挤痧"的方法，施治于经脉异常最突出的腧穴处，由于施力精准，在小儿推拿中有画龙点睛之力，收效甚佳！这里给大家复原两个诊室片段，举例进行说明。

一个年纪四五岁，扎着高高的马尾辫，穿着漂亮衣裙的小姑娘，看见我进来，孩子妈妈对孩子说"玲玲，快叫阿姨"，孩子转过身来对我甜甜一笑，是个挺秀气的小姑娘，但是仔细一看，发现有些不对啊，这小姑娘不停地眨着眼睛，在秀气的脸蛋陪衬下显得很突兀。是的，这就是儿童抽动症的一种表现，除此之外有些孩子还会有肢体的抽动、清嗓子、动头皮等各种不同的异常表现。

西米是一个 3 岁的小男孩，肤色非常白，眼睛大得很像是漫画中的人物，再加上细脖子上顶着个大脑袋，活生生的一个"大头儿子"的翻版。小西米生下来身体就比较瘦弱，经常感冒咳嗽，所以经常得去医院打针。这次孩子咳嗽已经 1 周了，吃了各种止咳药也不见好，就来找我做小儿推拿。

这两个小朋友得的病症虽然不同，但都尝试过各种治疗，都没有太好的效果。我虽然给他们使用的是推拿疗法，但与传统的小儿推拿有所不同。首先是要诊察经络。我发现儿童的经络结构虽然与成人相比有区别，但是仔细诊察依然能够摸出明显的异常，按照小朋友的话来讲，在经脉上能够摸到"小虫子"，比如咳嗽的患儿多反应在手太阴经的尺泽、列缺穴处，抽动症的患儿则更多会反应在手少阴灵道、阴郄穴一段。当然每个小朋友又有不同的个体差异，除了这些部位，我们还要在背部督脉、膀胱经背俞穴处仔细寻找异常，找"小虫子"的手法是非常轻柔的，但是也要善于取得孩子的配合，一般的小朋友对这样的治疗都充满好奇，会非常配合我们的诊察。检查之后，玲玲的手少阴、背部的心俞穴，还有手太阳小肠经后溪穴处都发现了异常，这是儿童抽动症比较典型的表现，表明这个孩子的少阴之热郁结于心系，而手少阴经在循行上"从心系，上挟咽，系目系"，心经之热牵连到眼睛，以频发眨动来释放，孩子伸舌可见舌尖很红，从另一面也印证了心经有热的病机。而小西米的异常也非常典型，反应在手太阴经的尺泽、孔最、列缺穴一带，第一次来孩子咳声剧烈，在任脉璇玑穴、督脉身柱穴处也有明显增厚。经过几分钟有针对性的经络推拿之后，我跟小患者宣布，现在阿姨要和你一起来"捉虫子"了，小朋友多少都会有些紧张，为了消除他的紧张感，我就让他自己先来捉，他们好聪明啊，都能清楚地记住刚才诊察时出现"虫子"的腧穴位置，这样我就故意在他们的帮助下，找到虫子，然后迅速地"挤痧"，因为位置很精准，大多只要两三下，就会出痧，而且鲜红的"痧印"在小朋友看来也是非常的神奇，让他们联想到里面真的有一条小虫子，精神高度紧张之下也就不觉得疼痛了。只要诊察清晰、选穴精准，"挤痧"配合推拿的效果常常立竿见影，甚至一次就能取得明显效果。

　　小西米剧烈的咳嗽在当晚神奇般地消失了，而玲玲姑娘的异常眨眼也在第二天迅速好转。医患双方都同样感受到经络医学强大的力量。后来小西米只要一咳嗽，就会闹着让妈妈带他"找阿姨捉虫子"，每次都能神奇般立刻痊愈；玲玲小姑娘的抽动症后期也在其他学生的继续治疗下，明显好转，取得了很稳定的疗效。

"多灾多难"的车大姐

丙申年秋一日上午，交往多年的车大姐来家拜访，还带着自家小院收获的南瓜冬瓜。落座后边品茶边聊天，说这两天一直往医院跑，多年的湿疹发作，今年更为严重，手脚、背部都有，极痒。说着伸出双手给我看，双手手掌手指起皮，大鱼际处大量细密水疱。我问："你不是去医院看了吗？没给你开药吗？"大姐一脸愁容，开口说"这不是天天吃药吗？今天刚吃完，越吃越痒，浑身燥热，这是不是在往外发呢？"我问医生是怎样诊断的，大姐苦笑云，"我找了一个中医院的副主任，老大夫是返聘的，给我号脉之后说我这心肝脾肺肾全是虚的，需要全面调整。"听到这，我拿起大姐的手仔细看，边看边问近期是否饮酒？大姐点点头。我感觉她的手很热，手指鱼际色暗红，舌亦暗红，脉沉。大姐年六十，体偏胖，性格豪爽，平时好饮酒。此湿疹热痒难忍，系主症，与心肝脾肺肾之虚并无太多关联。而是身体湿热体质与湿邪相感，湿热裹结于太阴阳明经，使燥湿气化失常，郁结而发。法当疏解太阴阳明，恢复经脉正常生理状态。我取了少商、商阳穴放血，果然不出我所料，放出黑血如注，出血量很大。商阳穴甚至出现喷泉式的血柱，数个棉球都湿透血色方淡，说明机体热邪极盛。我曾经给发烧病人耳尖放血出现过这种现象，均为热盛的表现。这里需要注意的是放血的技巧，王居易老师在放血时会仔细察看井穴区域内的瘀阻点，选取精确的放血点。选点精确可以使血出快利，不会让病人多受皮肉之苦。午饭时，大姐忽然笑云："这一时半会儿光顾着说话，怎么手也不痒了？"伸手一看，先前的片片红色已经退去大半。估计大姐并未感觉这放血的小技能有此效果，一脸狐疑地问我："明天要不要再放一次？"我说这段时间要忌酒，清淡饮食，一会儿我开两剂药微信给你，内服外洗两天即可，不用再来了。用过午饭大姐就走了。

晚饭时，大姐忽然打电话给我先生，问我在家否，我问什么事？他说大姐手不能动了，能不能有办法，我接过电话问她受伤没有，她说没有，从我家回去右手就开始疼，到现在手腕已经不能回弯儿了。我说你打个车来家里吧。先生担心地问："没受伤怎么手腕就不能动了，会不会跟放血有关？"我瞥了他一眼，调侃说这就是放血的后遗症。其实我心中甚明，绝对与放血无关。虽然事物具有普遍联系的特性，但是，就看病诊病而言却不尽然。门铃响起，大姐进门愁云满面，我问"今天都干什么重活了？""除了给你拎了两个瓜，什么都没干。"我看看地上那两个瓜，加起来起码有30斤重，放在一个手提袋里相当重，我问是右手拎的吗？她点头，我让先生帮我取针，让她在沙发上坐下，她听话地伸出右手给我，我发现右手腕背正中已经有些肿了，碰都不能碰，最疼的部位在少阳经。我帮她把两只脚上的鞋袜都退掉，仔细观察发现左脚外踝下是肿的，用手轻轻一按，大姐一下就叫起来，她说别动那个地方，两个月前崴了脚，到现在都没好，这下我心里明白了，病位确定在少阳，取针就扎在外踝下丘墟穴的位置，因为针感强烈，她喊叫起来，我不再行针，让她试试手腕，她小心动一动，已经有些能弯屈，再向上寻找又发现绝骨、阳陵泉穴处有紧张感，先后针刺这两个腧穴后，手腕已明显松动，我在右手腕处帮助她活动时，已不觉得疼痛。留针20分钟后，治疗结束，时间已近九点。嘱咐她如果明天继续好转就不用来了，这时天色已晚，大姐匆匆告辞。

第二天下午大姐微信云：我的手腕今天明显见好，只是往下弯还疼，手上的水疱也不痒了，水疱的地方开始变干了，中药喝了。我今天不过去了，谢谢妹妹了！

本病的两个主症非常清晰，一是太阴阳明经湿热瘀滞发为湿疹，运用太阴阳明经井穴宣畅经气，与那个主任所说心肝脾肺肾之虚毫无瓜葛。二是手腕疼痛症属少阳经筋失濡，却和两个月前的崴脚大有关联，崴脚造成少阳经筋失衡，导致她今天提拿重物而致腕部发病，表现为手，实则是整个少阳经筋的不畅，我仅对少阳经的几个经筋节点进行针灸调理即获显效，可证判断正确。

故事后续：话说1周后，我们又见面，她告诉我前面这两个问题都没有再发作，已属痊愈，但是这两天腰疼又犯了。其实她近些时日经常来找我调理右侧的腰痛，因受凉、劳累、长时间开车等原因时好时坏，所以治疗也是时断时续，一直未彻底，而这些要追述到1年前外伤伤了右膝的半月板，做完手术之后就开始陆续的出现筋骨伤痛，包括半年来的时发时止的腰痛、两个月前的崴脚、一周前的手腕疼痛。这个病例让我想起内经中有关经脉病症的一些描述，如《灵枢·经脉》"足太阳……是主筋所生病者……项、背、腰、尻、腘、腨、脚皆痛"，《灵枢·经筋》"足少阳之筋……其病小指次指支转筋，引膝外转筋"等，此患者的病症特点应在太阳、少阳经筋。我仔细循摸了她头部的经筋状况，果然督脉异常不明显，而在足太阳和足少阳的经筋部位有明显压痛。我就在痛点处取穴进针，采用王居易老师的搓针手法进行搓针导气，两次之后大姐的腰部前屈障碍明显改善，但还是有一些牵扯感。

其实她的太阳、少阳经筋病症一直未能很好地解决，也就是一直未能得到复位。而她已到花甲之年，肝肾阴虚，筋失濡养，一旦劳累就会出现各式各样的筋脉拘急症状。这次治疗并不彻底，因为她有事要急于出门，就带着我的金针回家了。十一假期一过，她就异常兴奋地打电话给我，说晚上来还针，而且还要汇报一个奇特的发现。原来十一她自驾去了山西王家大院，在景区游览的时候，上台阶不小心右脚失足，差点跌倒，一下闪到了右侧的腰部，当时她就感觉到有一根筋从头顶部串向右侧足踝部，开始她非常担心，以为自己的腰伤会犯，结果这一抻反而使得一直未好的腰部牵扯感一下消失了，她回忆说，太神奇了，头上的那根筋就是我扎针的地方，经过她当面指认，我确认就是足太阳经路线，更为神奇的是，肿了两个多月的左侧脚踝在一夜之间就消肿了。这个案例，又一次冲击到我的大脑细胞中有关经筋病症"维筋相交"的片段记忆，《灵枢·经筋》篇论述足少阳经筋曰："颈维筋急，从左之右，右目不开，上过右角，并跷脉而行，左络于右，故伤左角右足不用，命曰维筋相交。"在经典中记录经脉循行存在交叉现象的还有手阳明经正经及手阳明经筋。有关这些典籍中经脉交叉的理解，后世医家有不少论述，认为是传统针灸刺法"缪刺""巨刺"的理论依据，也有很多学者认为是古人对神经系统延髓"锥体交叉"的认识，所以在脑血管病变中"缪刺""巨刺"具有重要的应用价值。我想对于这一问题非常值得更深一步地研究与讨论，王居易老师对于经筋病症有很多探索和思考，也有很多精辟独到的认识和理解。大家可以参见王老师的《针灸医案讲习录》一书中的第十二单元，老师的很多认识我们都整理在案例后的分析和诊后絮语中。看后，定能有很大的启发。准确地说，车大姐一案中的腰痛症的治愈，我丝毫不敢居功，应该是我的医术不精和治疗草草收兵导致其经筋拘急未能很好地解决，如果能够更细致全面地诊察，头部太阳少阳经筋结聚之处的疏通再增加一定的频度和剂量，在腰部经脉僵硬拘急之处能施以温灸疏通，使邪气得泄，可能她就不会出现"高处失足"的惊险一幕！

巧用撤法治疗辣椒过敏

一位中年女性同事，性格豪爽，做事干练。一天清晨在食堂吃完早饭正准备外出开会，在食堂大门口偶遇，她带着一副黑墨镜，走路带风从我身边掠过，我开玩笑地说："嗨，今天怎么一副大姐大的打扮？"她摘下墨镜让我看她一双肿得像烂桃一样的眼睛，非常无奈地说："吃辣椒过敏了，昨天吃食堂的菜，里面可能有辣椒。"原来这位同事平时不吃辣椒，吃完以后会全身瘙痒，这次症状严重，不仅全身痒，眼睛还肿了。这时我已经养成了经络诊察的习惯，虽然时间紧，但还是给她察了一下上肢部的经络，这一察就发现了一处明显的异常，在右侧手太阴经尺泽穴处有一个比枣还大的结块，摸起来松松软软的，与平时所摸到的硬块不太一样，我后来称这种短时间形成的结块为"新鲜"结块，因为形成时间短，可以用一种特殊的推拿手法快速解决这样的气机郁积，这就是从王居易老师那里学到的撤法。所以被称为"撤"，是跟周文王"撤蓍草演八卦"的故事有渊源的，文王演绎八卦是用小棍子扒拉那些草棍，意在把混杂在一起的物质进行分离。具体到手法操作，也是用手法将经脉所在部位的皮脉肉筋骨各层组织分离开，使郁结于此处的气机瞬间打开，起到疏散气机、通行气血的作用。但是因为力度比较大，操作的时候是很疼的。话说我给这位女同事在尺泽穴处撤了两下，肘窝处立马出现了大片的瘀紫，中心部位还是黑紫色的。看来她的太阴经气机郁结很严重，精微布散受阻，导致食物中的刺激成分不能及时消散，所以过敏症状持续不退。我继续在另一侧尺泽穴又撤出大片瘀紫，同时在大椎处用撤法同样出现黑紫色，撤大椎意在增强太阳经宣发之力帮助加强太阴宣散的力量。撩法本身就比较疼，又因为时间紧，我用力可能偏重了许多，但是这位同事很能忍，整个过程一声没吭，就是面色一点儿都不轻松。我跟她说观察一下看看有没有效果，就急匆匆去开会了。

两天之后的中午，我们又在食堂相遇，远远地就看见她冲着我招手，这次她没有戴墨镜，走近一看，她已经没有任何异常了。同事笑着说："太谢谢你了，那天我都没有跟你说一句感谢的话，必须补上。"她挺不好意思地跟我解释，说我那天下手太重了，她以为我在故意修理她，其实我给她用撩法的时候，她当时就感觉浑身的瘙痒不那么明显了，可是她心里觉得这样的恶治法能治疗食物过敏，简直是天方夜谭！所以什么都没说。可是神奇的事情继续显现，下午的时候她的眼睛就开始消肿，到了晚上几乎所有的症状都消失了。她很惊讶这样的效果，因为她每次过敏都要吃抗过敏药，在吃药的情况下也至少需要三天才可以消除症状。哦，原来这次的治疗还引发了她这么多的心理变化，真的很有趣。但是最让我感兴趣的还是她经脉上出现的那种特殊的异常反应，我们边说着话，我又给她诊察了一下上肢的经脉，果然她之前双侧手太阴肺经尺泽穴附近的大结块完全消失了。

治病如用兵——面瘫治疗中蕴含的军事思想

　　包先生面瘫 2 日，来看诊时，左侧面部完全不能动。同时面部浮肿很严重，触诊耳后翳风、风池穴（面神经穿出的部位）非常敏感。因为正值发病早期，外邪势力还很强大，我决定先在四肢部进行治疗，帮助疏散郁积于面部经络的邪气。四肢部经络诊察发现还是属于阳明经受邪，治疗选用了开四关穴，同时配合手足阳明经四肢部的曲池、偏历、丰隆等穴，头部只用了翳风、风池穴疏解外风。行针时，针感传导还比较顺畅。起针时，病人非常不解地问："大夫，我是面瘫，您怎么不治我的脸呢？"言语中带着失望，我看出了他的担心，就坐下来详细给他解释。病人当天穿着绿军裤，我就说："看您的气质和穿着，应该是部队上的吧。"他点点头，但是表情更加诧异，可能心说这治病跟部队也没啥关系呀？我继续说道："打仗时，如果敌人来势汹汹，装备精良，这仗该怎么打呢？是硬碰硬冲上去迎面痛击呢？还是先避其锋芒，声东击西，消散敌人的兵力呢？"我看病人认真在听，就用更加确定的口气继续说："您现在正是病变初期，面部是主战场，邪气郁结严重，面部肿胀，耳后压痛也这么明显，如果这时再在面部施针，就会聚集经络中运行的气血，加重面部的气机郁结，这样做极有可能会加重病情！"这位包先生不愧是军人，一下就明白了我的意思，心悦诚服地说："了不起呀，王老师，您治病居然能够用到兵法，不简单！"我笑了笑："中医的智慧还深着呢，我还只是刚入门。"初诊结束时，包先生已经感到面部肿胀消减了很多，非常高兴跟我约下一次治疗时间，我交代他要注意面部的保暖，不要喝酒熬夜，也不要过多刺激，他频频点头接受。

三天后，包先生按照约定的时间来复诊，一看他的面部吓了我一跳，这可不是好转的变化，而是面部溃烂，起了很多脓疱，肿胀也比第一次更加厉害，左侧眼裂不仅增大，而且还不停流泪。看到这种情况，我表情严肃起来，询问原因。包先生很不好意思地跟我解释："真是抱歉，王老师，我没有听您的话。我工作很忙，得了病也得坚持上班，很多朋友知道我生病了，都给我介绍各种偏方，盛情难却，我就试了试。"原来他用白附子捣烂和醋调和外敷了四个小时。期间感觉面部疼痛，他以为是祛病的好现象，就强忍着，秘书在旁边劝他，也不肯放弃，等摘下来后脸就烂了，而且眼睛面部肿胀严重，不断流眼泪，这一下不仅第一次针灸治疗的效果消失殆尽，病情还加重了许多。他不好意思地跟我认错："这下我是真的明白您的意思了，您说得太对了，开始我还幻想治病须用猛药，结果真跟打了一场恶仗一样，我这脸就被打成这个烂样子。我保证今后绝不瞎试了，就按您的方法治。"我看着他的烂脸，像是打了一场硝烟弥漫的战争，一派惨烈，只好用温养阳气的方法收拾残局。之后他完全发自内心配合治疗。因为他身居要职，无法休息，但是在频繁出差的空档时期坚持约诊治疗，也坚持按照我交代的方法进行面部艾灸。三诊时面部的病毒邪气就消散许多，乳突部位的压痛明显减轻，我就开始给他进行面部的治疗。这个严重的病例在五诊后完全治愈，速度非常迅捷。

　　清朝徐灵胎先生所著的《医学源流论》中有一篇短小精辟的医论《用药如用兵论》，其中明确指出用药之法就是用兵之法，两者非常相似。在具体的治病策略中就有："病方进，则不治其太甚，固守元气所以老其师。"与我在此案初期所立治法完全一致，其实在治病的过程中，这种兵法思想无处不在，欲做良医还真需要研究一下兵法，如徐灵胎先生在此文最后所言："孙武子十三篇，治病之法尽之矣。"

怪病解析——黑色舌苔

这是一个中年女性，她的舌头满布黑色舌苔，而且舌质紫暗，面色也比较晦暗，如蒙尘垢。加上她凌乱的头发，低落的情绪，让人非常担心。她是经其他大夫推荐找到我的，说话也很坦诚："王老师，从去年11月开始，我这一年瘦了14公斤，现在体重依旧在下降，5个月前开始出现黑色舌苔，做了所有检查，没查出来是什么病。"

原来去年她的家庭出现了很多变故，父母先后得癌，她心情低落，工作还很繁忙，逐渐开始消瘦，一年内进行性消瘦14公斤、在发现有黑色舌苔之后，心情更加沉重了，进行西医全身性检查并未见明显异常，而用中药治疗三个月亦未见效果，并且还出现了反胃。我给她做了全面仔细的检查，发现她的四肢肌肉痿软，经脉反而未见明显异常，但在深层循推能感觉到厥阴、阳明经有细微异常，结合患者大便不成形，舌苔灰黑厚腻，脉沉弱无力的症候特点，可以判断病在深层，气滞所致气血亏虚。需要自内向外宣通全身气机，在宣散郁结的基础上，补益气血改善精微的化生。确定病机之后，我选用了阳明经、厥阴经配合任脉治疗。配穴及治疗处方：开四关、手足三里穴，灸气海、关元穴，点刺至阳、脊中穴。

因为我第二周有事停诊，两周后病人复诊，令我惊讶的是病人的舌苔在针灸后第三天已转为正常，且持续好转，病人自己拍了舌苔前后变化的照片在微信上分享给朋友。不仅舌苔恢复正常，面色也明亮光泽许多，仅两天时间判若两人。复诊时，病人面色、脉象均有明显好转，以前沉取都难以摸到的脉搏已转至浅层，应指较之前明显，但仍弱。而且身体较之前明显有力气，能够坚持工作到晚上。舌淡红，苔白厚。比较特殊的是，这一次的经络诊察发现了许多问题，手太阴经尺泽、孔最穴处有异常结节，少阳经、阳明经异常，左侧带脉深层有硬结。这么多的异常在第一次检查时都是没有的。《灵枢·经脉》篇云："经脉者，所以能决死生，处百病，调虚实，不可不通。"根据脉象和经络诊察的发现，可以判断病人经络气机已开，恢复了反应病症的功能。所以就以促进太阴布化，补益气血为治则，继续进行针灸治疗。一个月的治疗结束，病人体重停止下降，并略有增长（大约1斤），大便成形，偏黄的面色中略现红色。关键是病人的心理压力解除，情绪明显转佳，直到一年后身体状况一直平稳，体重不再下降，但也没有回升。

这个案例对我触动很大，人体营养物质的布散需要气机作为推动力，一旦出现气机的郁结，所有的精微布散和代谢转输就停滞了，甚至连经络系统反应病症的机能都消退了，这时如果不打开气机运行，一味地补益，不仅徒劳无功，而且会加重气机阻塞。当气机通畅之后，全身的气血可以瞬间运行转输起来，在经气运行的推动下人体新鲜气血的循环是很快速的，病人舌脉、面色也可快速转变，此案就是典型的气血瘀滞日久而成的舌象迅速转变的实证。中医的智慧就是关注到了机体有形的器官结构之外还存在着无形的气机通道，这就是具有"行血气、营阴阳、濡筋骨、利关节"强大功效的经络系统。我在临床发现，很多非常严重的病症，包括癌症病患，他们的身体在经络上的反应却非常少，如果治疗不能有效恢复经络的气化功能，病症就没有痊愈的希望了。所以有人提议把经络诊察作为一种体检方法来推广，虽然是一番好意，却并不可行。

经络医学研习录——医话故事

你给我的鼻子贴封条了？

徐君是位 49 岁的男性，个高，微胖，面色偏白。他和夫人、女儿一家 3 口经常来我门诊，时间一长，逐渐熟悉起来。有一次孩子感冒来门诊治疗，这位先生陪在一边，不停地吸溜鼻涕，十来分钟的时间，用掉了大半包纸巾。我问他是不是感冒了，他回答说："我不是感冒，是空气过敏，这两天不是天气比较凉吗，十几年了一直这样，医院检查是过敏性鼻炎，试了很多办法，没有效果。"当时是 2016 年 4 月 3 日，清明节前后。那一段时间我集中治疗了很多过敏性鼻炎，疗效很明显，建议他试试针灸。他怕针，但是他夫人非常信任我，就和他说："王老师说有效果肯定可信，我想扎针她都不给我扎，你赶紧试试吧。"就这样他犹豫着答应试一次。经络诊察的结果，主要异常还是在手太阴肺经，足太阳经头部也有突出的异常，督脉大椎穴处松软有压痛。此外还有一个特殊发现，就是徐君的鼻梁不正，鼻子一侧松软凹陷，鼻梁摸上去有一块儿区域好像缺了一小块骨头。我追问他病史，他很不好意思地说："13 年前和人打架伤了鼻梁，好了之后就遗留下来鼻炎的问题。"他的鼻炎是不是外伤引起的不好判断，但鼻子骨折造成的创伤性破坏，一定也损伤到鼻黏膜周围的脉络，经脉损伤和结构的变化也会引起经络气化功能的改变，他的鼻炎和我之前治疗过的很多鼻炎不是一个类型。从经络诊察的发现结合他易汗出、易感冒的症状，我判断他的病机在于太阳经宣发卫阳无力，就选择针加灸为主进行治疗。大椎穴灸 15 分钟，配合太阴经尺泽、阴陵泉穴，太阳经的通天穴等主要腧穴针刺，治疗后嘱咐他 3 天后来复诊。

医案实录

复诊那天，他第一句话就是："王大夫，您是给我的鼻子贴封条了吗？回去就不流鼻涕了，但是今天这个封条好像被撕掉了，又开始流鼻涕了"！他这个比喻我还是第一次听说，治疗显然是有效的，后续的 3 次治疗，继续提振督脉的行阳功能，宣散太阳卫气，同时运用手、足三里补益中气，整体改善阳气虚的情况。2 诊之后改为一周一次治疗，疗效也能够稳定。到第 5 次治疗的时候，他就转求治疗腰胯疼。我想也行，鼻炎症状基本已经稳定了，既然患者有诉求就换了治疗方案，根据他腰胯疼痛所在的部位，取少阳经进行针灸，腰痛马上就缓解了。

第二天早晨我刚睡醒，病人发来的一条信息一下让我精神了不少。信息是徐君发来的："王大夫，我的腰痛是好多了，但是鼻子的封条又被打开了，昨天针灸完回家就开始流鼻涕，又回到了没有治疗时候的状态，今天能去找您吗？"这让我非常吃惊，我不知道在治疗他腰痛的过程中，触发了哪些机关，使之前已经恢复的太阴、太阳经气化状态被逆转，导致病情反复，这其中的奥秘至今我还没有思考清楚。

随着临床的积累，我发现在针灸治疗时，腧穴对经络气机有强大的调控作用，切合病机，它可以快速扭转局面，反之，也会将原有的治疗效果一扫而空，这个课题还有太多奥秘等待我们探索。

话说这位先生的鼻炎，我后面的治疗不敢松懈，重新察经，选择手太阴肺经、足太阳膀胱经治疗，同时艾灸大椎，治疗 3 次，病情得到控制，后来一直持续治疗，待病情稳定才敢停止。这种特殊病人一直都保持着联系，后来每到季节变化，还会有鼻炎发作，但是无需治疗即可恢复，之前的严重症状未再反复。

此案治疗过程中出现的变化，真是令人"几多欢喜几多愁"，欢喜的是原本以为有鼻部外伤的器质性损害，不会有很满意的疗效，却在第一次治疗后出现"贴封条"般的神奇效果；愁的是这样的疗效却又在治疗他原本比较好治的腰胯部疼痛的时候，被无情地摧毁。分析徐君的病案，他的病症特点主要是冷空气过敏，经络诊察主要异常（大椎穴松软、通天穴结节）恰恰就是督脉和足太阳经卫阳之气不足的表现，同时他还有面色㿠白、汗出、易感冒等气虚征象，多方面的辨析都可以判定为阳虚不振、感受寒邪的基本病机，鼻部骨折造成的局部黏膜损伤并不是导致病变的主要因素。治疗采用大椎穴艾灸振奋督脉，通天穴宣通太阳气机，提升化解寒邪的能力。但是治疗到此，病患身体的阳虚体质尚未得到根本改善，仅仅是通过针灸将阳气做了重新调配，这时转而治疗腰胯部的疼痛，将经气引向下半身，虽然这样的调整对疼痛病症治疗有益，却因为抽掉了太阳经和督脉在上的阳气分配，而使头项部阳气空虚，当时正是清明到谷雨之间的节气，北方刚停暖，冷空气活动频繁，病症立刻出现反复。后期治疗未敢再大意，一直到天气转暖才停止治疗，疗效得到较为稳定的控制。这个病例给了我很大的警示，以后但凡碰到与气候变化相关的病变，我都会特别嘱咐病人要按照疗程和节气进行治疗。在疗程结束后，也会嘱咐患者在节气交变之前来找我诊察经络，看是否需要再追加治疗以应对气候变化。通过这种预防性的围疾病期调护，类似过敏性鼻炎这样经常反复的慢性病，都得到了较好的远期疗效。

20年小便不利一次见效

坐在我面前的姑娘大约30岁，人长得很漂亮，大大的眼睛却毫无神采，脸上的表情也是冷冰冰的。按照我的经验，这样初诊的病人一般是不太容易相信大夫的话的，交流就需要开门见山，下面是我们之间的首诊对话：

"你怎么不好？"

"我尿不出尿。"

"多久了？"

"20年"

我抬起头来看看她，她依然是冷冰冰的神情，我继续问。

"具体是什么样的感觉，不会一点儿都尿不出吧？"

"就是每次去都尿不尽，去完之后还想去，医院说是膀胱炎。"

"小肚子疼吗？"

"疼，而且胀。"

"小肚子有凉的感觉吗？"

"不明显。"

"喜欢吃辛辣的东西吗？什么时候会加重？"

"超喜欢，喝酒会加重。"

我又抬起头看看她，严肃地说："你要是想让自己病好，就不许再喝酒，辛辣食物也要忌口，做得到吗？"她点点头。我说："上诊床吧，我先检查一下，再给你针灸。"

经络医学研习录
——医话故事

她听完吃惊地说:"我不想针灸,我是来开中药的。"

原来这个病人挂错号了。我问她,原来都是怎么治疗的,吃过中药吗?她回答说断断续续中药西药吃过很多,效果不是很理想。我说:"你的病需要针灸配合,你自己好好考虑一下,如果不想针灸就去换号吧,如果愿意扎针就上床去做准备,针灸完我再给你开药。"等我从另外一间诊室回来,她已经躺在诊床上做好了准备,一见我进来就很紧张,说:"大夫我怕针,可是刚才您的学生说针灸特别管用,我就想试试,但是您能不能少扎两针。"我跟她开了句玩笑:"你放心吧,针挺贵的,我还不舍得多扎呢!"

经络诊察发现病人的足太阴、足少阴经都非常硬,这在我的意料之中,20年的小便不利,她的太阴经布散水湿功能和膀胱气化功能都严重受阻,小腹部摸上去硬且凉,病变局部的状态与经脉异常吻合,我用了最简洁的一组腧穴:中极、三阴交穴,同时灸气海穴。她虽然心里怕针,但还是尽力配合,针灸感传比较顺利,说明经气尚足,尤其是中极的针感顺利传到会阴部,说明患者胞宫处的元气不虚,只是受到了下焦水湿之邪的阻碍。中极穴为膀胱募穴,可以募集膀胱水湿之气,通利下焦水道,但是这样的穴性必须要有向下直达尿道口的针感激发方能奏效,使郁积日久的气机恢复通畅,一旦气机运行起来。水湿就可随下焦的通利排出。(在《王居易针灸医案讲录》案24–25 对尿频病症做了详细的分析)。针灸结束后,我给她开了七剂中药。因为一周一次的针灸作用恐怕效力不足。

一周之后,这位小许姑娘又来了,她就像换了一个人,自己早早就躺在诊床等着我,看我进来主动打招呼:"王老师,您的针真是太神奇了,我这一周什么感觉都没了,跟好了一样。"我问了一下具体情况,她说针灸完当天小便就异常畅快,小肚子也不胀痛下坠了。中药是第二天取的,也是第二天晚上才开始喝。所以她感觉针灸的效力是主要的,对于针灸从恐惧变成了期盼。等我给她针灸的时候,她还一脸俏皮地说:"欢迎扎我,多扎几针!"这次治疗我们医患之间的交流轻松很多,她跟我说了自己的生活经历和治病过程。她从十几岁就得了这种病,深受折磨,情绪低落消沉,总是借酒浇愁,甚至曾经买药自杀过两次。第一次我在给她针灸的时候就看到她胳膊和腿上有很多伤痕,但是没有问她,这一次她主动说,那些都是她喝完酒之后自残留下的印记。这真是一个饱受疾病折磨的特殊病例，我嘱咐她这个病症的治疗需要一个过程，一定要在生活上注意调养，除了戒酒、戒辛辣生冷刺激，还要注意保暖、避免劳累。针灸配合中药的治疗要持续一到两个疗程，避免反复。我之所以要这样反复叮嘱，是觉得这个姑娘不是很成熟，又比较任性，自控能力不强。果然第二次治疗之后，她就没有再来。又过了一个月，她嘟着一张阴郁的脸又来找我，但是见到我依然是很坦率："老师，我又犯病了，我没听您的话，出去玩了，还喝啤酒……"我说："这下你知道了，看病也要像做事一样，不认认真真、不付出努力，是不会取得成功的。"第二次的治疗她开始认真了，后期病情控制之后，为了减轻她经济压力，教给她一套自己艾灸的调养方案，半年后随访病症一直控制得比较好，未再复发。

我也想要瓜子脸——第一例经络推拿纪实

这是我第一次将经络医学理论运用于推拿临床的案例，反思此案，虽然有很多不足，但是方向却很正确，有必要将它记录下来，以此来鼓励我深入研究经络理论在推拿临床的应用，争取走得更远。

病人是一个二十七八岁的小伙子，原来是找我的学生治疗，因为他总是觉得自己的颈椎转侧不利，所以下班之后就来做推拿。当时我带着几个推拿技师，也是我的老学生成立了一个经络推拿的学习小组，希望他们能将经络医学理论运用到推拿治疗中去。这些技师都有十多年的临床经验了，临床思维有了自己的惯性，加上他们治疗颈椎病、腰椎病本就有许多行之有效的方法，所以从内心并没有认可经络推拿的临床价值。正巧遇到这个案例，我就问了问他推拿治疗的效果如何。小伙子很直率，没有给学生们留任何情面："我这脖子难受都四年多了，找很多推拿师看过，我看这里的大夫挺认真的，就坚持来揉揉，其实揉揉也就舒服半小时，有时还没下楼呢，就又开始难受了！"呵呵，这真是一个改变他们惯性思维的好时机，我随即向大家提议，今天我们就从经络诊察的角度重新认识一下这个疾病。碰到这么好的机会，几位学生也都很认真地开始诊察经络，别说这一诊察真的发现问题了，病人的手足少阳经有很明显的肿胀，还有不少硬块状组织，缝隙完全摸不出来，循推时非常疼痛，而太阳经、阳明经就比较顺畅。仔细询问，小伙子说他主要的症状就是感觉自己颈部两侧连着耳后部位好像有气憋着，有时都能感觉到自己的脸发胀。结合经络诊察少阳经的明显变化，说明他的少阳经是主要病经所在，导致颈项部两侧的肌肉转侧不利。

这就与学生之前判断他颈部软组织劳损不吻合，所以之前的治疗基本是无效的。既然我们辨经在少阳经，马上就选定少阳经作为治疗经脉，正好四个学生一人一条经，开始了第一次经络推拿的试验。

学生们手法操作都很纯熟，但是做经络上推拿还是第一次，再加上患者少阳经气淤滞严重，推上去疼痛难忍，四个人一起推就更疼了，小伙子忍不住高声大叫起来。看着他这么痛苦，我就让学生们轻一点儿，没想到病人不同意，他表情痛苦但是却非常认真地说："这种推拿方法我还从来没见过，我感觉你们找到我的病根了，你们只管推，不要管我疼不疼。"当时的情景，毫不夸张地说，小伙子就像是在"坐老虎凳"，每推一下，他都大叫着坐起来，然后再躺下。推了十多下之后，经脉淤阻的地方被推散了一些，他也就没有那么疼了。治疗时间大约用了半小时，结束后我又仔细察了他的少阳经，已经比较松软了。当时已经是晚上九点多钟，初夏的夜晚还是有一些凉意，我嘱咐他推完经脉之后可能会感觉到颈部、脸部有热胀感，一定不要用凉水洗脸，避免吹空调受凉，明天早上有什么反应，再联系我。这个小伙子非常真诚地道谢，把衣服领子竖起来小心翼翼地遮着脸走了。

第二天一早，小伙子的电话如期而至，跟我约好晚上在门诊见。其实当天晚上参与推拿的学生们都非常兴奋，同时也非常期待着这种治疗会有什么样的效果。我去门诊的时候，小伙子和另外一个伙伴已经在诊室等我，见到我来，站起来就给我深鞠一躬，看他那开心的样子就知道这次治疗效果不错。我详细问了昨晚治疗后的反应，他说这一夜都觉得脸部发烧发胀，但是因为我提前交代过，所以也没有什么担心，到了早晨他感觉脸不胀了，脖子感到四年来从未有过的轻松感，然后他很认真地问我："老师，您仔细看看我的脸，看看跟之前比有什么不同？"我仔细看看，小伙子长得眉清目秀的，但也不至于这样自恋吧。我没好意思说出口，就笑而不答。这时他已经非常兴奋，眉飞色舞地说："老师您没看出来？我之前的大圆脸现在变成瓜子脸啦！"一边说着还夸张地把脸缩进脖子里给我重现他原来的样子。我明白了，他实际上是想说原来脖子和下颌部的肿胀，已经完全消散了，所以感觉下颌部的轮廓也清晰很多。这时跟他一起来的另一个小伙子开口说话了："王老师，他说的是真的，我从初中开始就跟他是同学，他原来是尖下颏，可是这四年他都是圆下颏。今天他真的又变成过去的瓜子脸了！"我不太能够理解这些小伙子为什么会这样仔细观察自己的脸型，但是少阳经气的通畅给他带来的舒适和喜悦却是显而易见的。那个陪同来的小伙子最后怯怯地问了我一句话，让我彻底忍不住笑了起来，他说："王老师，我也想要他这样的瓜子脸，您能给我也治成他这样吗？"这个小伙子长着一张标准的国字脸，他以为我们真的能够徒手整形呢！

以这个案例为起点，我带领的经络推拿小组正式开始了临床实践，积累了很多有意思的推拿病例，虽然疗效不一，但是他们对经络理论在推拿临床的重要性有了深刻的认识，我将这些案例分析总结，写了一篇论文《渠何清如许 源头活水来——经络医学理论在推拿临床中的应用》发表在2014年2月的《中国中医药报》，得到了许多中医推拿同道的热情反馈，有很多推拿同仁通过各种方式联系到我，兴奋地交流他们在推拿临床应用经络理论治疗各科疾病的成功经验，共同的临床经历让很多推拿同仁对目前中医推拿缺乏中医理论指导的现状产生深深的忧虑。大家一致认为只有让中医推拿重新回归到中医脏腑经络理论体系，建立起正确的中医推拿临床思维，才能走上中医推拿的发展正轨，为广大患者解决更多的病症，为此我们还有很长的路要走。

医案实录

这位主任为什么冲我挤眉弄眼?

这个故事我在许多场合讲过，2013 年 8 月 4 日，既是北京中医管理局举办首届"王居易经络医学研讨会"的时间，同时也是我向王居易教授拜师的日子，所以记忆非常深刻。当时会场人多、天热，冷气就开得比较足。U 字型的会场我坐在第一排，旁边坐着一位某医院的针灸科主任，会议虽然还没有开始，我们已经开始就一些经络医学理论的专业问题交流着彼此不同的看法，从她的谈话中我感觉她还并没有领会到经络理论的深刻内涵和经络诊察法的临床实用价值。我们聊的时间不长，她忽然摸着自己的脸说："不行我得换座位，这个地方空调直吹，我怕吹。"我看她紧张的神情，赶紧帮她收拾东西换到了会场一个避风的角落。刚坐下，我就发现她对我挤眉弄眼、怪模怪样的，我想这主任怎么这么调皮呢? 但只是瞬间，我反应过来，原来她已经犯病了。她和我说："只要是冷风吹，我这半边头就疼，带着半边脸也会抽搐着疼，这一犯病就得 3 天，我估计是参加不了这次的会议了，一会儿我得去附近药店买芬必得。"那时候我刚开始跟随老师学习经络诊察，每天脑子都是兴奋的，见到病人就想诊察一下。我的第一反应就是给她诊察经络变化，经言"太阳之上，寒气主之"，由于寒邪外侵导致的头面部抽搐，我判断一定是患者太阳经气机出现问题，我先察了右侧手太阳经，感觉很僵硬，但是并不疼，这种反应是陈旧性异常，应该与现在的病症关系不大。我又开始察足太阳膀胱经，从睛明穴开始沿膀胱经向上推到头顶的时候，这个主任疼得叫起来，在头顶部曲差穴到络却穴这一段，手下是肿胀充气感，就像是苹果被磕软了一样的感觉，但是推按时病人剧烈疼痛，我告诉她这个位置太阳经气布散不开了，现在手里也没有针，干脆试着推拿一下吧。我沿着膀胱经头部的路线往返推按了几遍，疼痛位置的肿胀感慢慢消散，感觉上也不那么疼了，这时我听到主持人提醒大家就座，会议马上开始，我赶紧回到了座位上。

当天的报告内容非常吸引人，会议进行了两个小时的时候，我突然想起这个主任，不知她有没有离场，我离开时她还说一会儿要出去买药呢。我扭头用眼光搜寻着那个角落，就像是约好的一样，当我看到主任的时候，她也抬起头看我，我们四目相对，因为离得很远，看不清她面部的细微表情，她冲着我伸出大拇指，我心中一喜，看来她的病症缓解了。中午吃饭时，主任找我和王老师合影，这个主任说话很直爽，她说对经络医学已经多次接触，但是从没有想过对具体看病能有什么价值，但是今天我就在她头上推拿了那么几下就能解决问题，她觉得很不可思议。这位主任对经络医学的理解很有代表性，王居易老师在各种场合都大声呼吁，一定要重新恢复经络医学理论的核心地位，就是因为经络医学理论在中医针灸临床的缺位很普遍。

下午会议结束，这位主任又来找我，她说："这三年来，我的腰从来没有这么舒服过"，她看我不解的样子，就解释说三年前她犯了腰椎间盘突出症，症状缓解以后也不能久坐，一般情况开会最多能坚持半天，有时候连半天都够呛，今天开了一天会，腰还没有什么感觉呢！我心中大为吃惊，我仔细询问了她的情况，她的腰椎间盘突出也是右侧，上午我察经时，她右侧的手足太阳经都有异常，说明她整个右侧的太阳经脉气化不利，阳气输布障碍，太阳经抗御寒邪的能力肯定下降，太阳经筋缺少濡润，所以她头部害怕吹冷风，经常出现受寒抽搐。由于我运用了疏解太阳的手法，太阳经脉功能的恢复和加强使得她头部症状缓解的同时，多年腰痛病症也得到明显的改善。

这个病例对经络气化做了一个很好的解读，人体周身气血是一个循环流注的系统，这个过程无论是劳损、寒邪、外伤等因素都会干扰阻碍经络循环，当气血输布被中断后，就会在经络循行覆盖的范围内出现异常反应。《灵枢·本脏》"经脉者，所以行血气而营阴阳，濡筋骨，利关节者也"，如果将经络气血循环阻碍的关键点疏散解决之后，经络的气化状态会得到整体调整改善，最终恢复经络的生理功能。这种治疗就打破了一般推拿哪疼推哪的治疗思路，所以说经络医学理论对于中医推拿具有重要的指导意义。

一针丘墟大姐破涕为笑

大姐进诊室的时候，是一只脚跳着进来的。左脚根本不能挨地，一碰就疼。我看这个情况，明白是崴脚了，首先考虑要排除一下骨折的可能。就问她是怎么伤的，可是这个大姐也是一脸的迷茫，说："我没有伤着啊，也没有崴脚。就是早上洗了个澡，坐在那里搓了会儿脚皮，中午睡午觉起来脚就动不了了。"这还真是个奇怪的案例，既然她没有外伤的因素，也就无需考虑骨折的可能了。肯定是气机闭阻经脉造成的筋骨错缝，仔细检查左脚，发现痛点就在胆经丘墟附近，而那里正好有连接外踝关节的几条韧带，可能就是这些肌筋交错拘挛的问题，想办法转动一下踝关节，也许瞬间就能归位。我找了一位高年资的推拿大夫帮忙，但是他动了几下都没有成功，病变局部非常紧，稍微一动，病人疼得直掉眼泪。我只能改变思路，换右脚治疗。

中医的整体观念体现在临床非常灵活，古人很重视从多方面调动气机，所谓"缪刺""巨刺"都是左右互刺的经典。

我让病人坐在椅子上，我则蹲下来仔细寻找右侧踝关节的痛点，大姐还直提醒我："这只脚没有事儿，别看这只脚。"结果她话音未落，我在右侧脚踝相同的位置找到一个非常敏感的痛点，就在那个部位进针，针感也非常强烈，我边行针边让病人站起身来试试左脚能不能着地，她迟疑着试了试，能挨地了！我又让她试试单脚负重行不行，结果也没有问题，我拔了针让她去走廊里走一圈试试。她听话地走了一圈，还挂着眼泪的脸上笑开了花："哎呀，真是神奇，这要不是亲身尝试，真不知道针灸能有这么神奇的疗效！"

这位大姐在北京给人家看孩子，因为家里的孩子经常来找我看病，所以立刻来门诊找我。这个病例看得及时，问题解决之后第二天她就抱着孩子出去玩儿，啥事儿都没有了。但是这个病症我还是有一个疑问，就是究竟是什么原因引起的踝关节剧烈疼痛呢？过了半年左右大姐抱着孩子又来看病，说起当时的情境，她回忆说当天上午做饭的时候，锅盖从手中滑落，她用脚接了一下，那个锅是进口的，锅盖非常沉，但是当时她并没有感觉到有什么异常。针灸之后脚不疼了，但脚面还肿了一段时间。这下病因明确了，这个病症还是在外力作用下，造成了踝关节筋骨错缝，午休之后才反应剧烈起来。临床处理局部疼痛严重的急症时，左右交互针刺的"缪刺""巨刺"法是非常有效的方法，有四两拨千斤之功！

从一个有趣的案例看中医西医的区别

女同事生完孩子后出现了一个奇怪的病症，她的右眼遇到冷空气就会流泪，已经 15 个月了。奇怪的是去医院检查，医生说左侧的泪道堵塞，右侧正常，医生也无法解释为什么会右眼流泪？所以只好冲洗了一下右侧泪道，开了眼药水，但她的眼睛依然还是流泪。

我听说了这个情况，就让她到我的课堂上来当模特。察经的时候，我首先察了足少阳胆经，学生就问为什么？这其实就是中医思维的特点，在和她语言交流时，我就发现她头侧胆经循行的部位有些肿胀，预判她的胆经经脉气机郁结。果然察经时在右侧足临泣穴处发现明显增厚，一直到阳陵泉穴一段也都比较僵硬，而左侧则正常。这样看来经络异常与她右侧眼角流泪的情况完全吻合，我心中已经有了治疗的思路。之后我们又做了进一步检查，手少阳经基本正常，眼角局部的胆经有许多条索，其他经络没有明显异常。这样辨经就更加清晰，此案病在少阳经，当从少阳经论治。同事很费解："我是眼角流泪，怎么会反映到脚上去呢？"我跟她说人体的很多部位都是有联系的，胆经的运行从头到脚，气机郁结就像是交通堵塞，西三环发生交通事故，拥堵有可能会影响到北三环！而你的情况就是这样，虽然你的左眼泪道堵塞，但是左侧的手足少阳经都非常顺畅，而右侧的少阳经从头到脚都是交通拥堵的状态，所以才会不断流泪啊。我调整好你的少阳经，眼角流泪一定会得到缓解，学生们听了我的分析，都觉得很有道理，感觉有了经络联系，西医认为奇怪的病症就不奇怪了。

针灸完第二天，我正好在外面进修，同事发来信息给我汇报治疗情况，说："非常有效，今天早上送孩子，眼睛不再流泪了"。回到学校我又给她做了检查，足少阳经原来的郁结情况有了明显的改善，右侧头面部的肿胀和条索都不明显了。

后记：眼角流泪案例我查阅文献，未见相关报道，可见是临床研究中不多见的一个病症，但是在临床所见却不少。西医一般认为是沙眼或者是泪道闭锁等器质性改变所致，但是笔者接诊的两例患者却不符合西医的认识，甚至出现自相矛盾之处。从中医经络的联系途径却发现了本病的病机所在，通过针灸调节，使病症好转。通过经络诊察能够为这样临床没有太多经验可循的病症提供确切的治疗思路，确有极高的实用价值。后来读到《针灸聚英》收录的《百症赋》时，书中一行小字"泪出刺临泣、头维之处"映入眼帘，我心中感动不已，古代针灸医生治疗眼角流泪早已总结了成熟的经验，是我们的学习传承疏忽了！

三例耳闭塞病患治疗各不同

学生小邱从福建乘坐飞机来京学习，课间却忧心忡忡地来找我，说昨天坐飞机时就感觉右耳不舒服，下了飞机右侧耳内就开始闭塞闷胀，今天早起感觉更重了，听课都受影响。

四诊收集病史及其他症候表现：两日前偶感风寒，鼻塞流清涕，今早感冒症状已消除，右耳、耳后及半侧头部胀，舌淡红，苔薄白，大便通畅。正值课间，我给她诊察了手部三阳经及右侧耳部前后部位。发现右侧耳后有胀感，右侧手阳明经手三里穴处明显压痛，有较软结块。双侧手少阳外关穴至四渎穴一段有小结节。针对这种情况，我让同学们讨论如何辨经选经。学员们马上提出自己的意见，大多认为病属少阳经，主张采用少阳经调治。但是我的观点却不尽然，此病当属阳明经疾患。依据有三：第一患者病症起于感冒未愈乘坐飞机，呼吸道气机不畅易致耳内压力增加；第二经络诊察发现患侧阳明经异常明显，而且所见结块较软，符合病症初起的特点，而少阳经发现的结节较硬，且双侧均有，与此次病症关系不大；第三，手阳明经络脉入耳，经气逆乱可直接影响耳内气机。

看大家若有所悟的样子，我遂为学生针灸取穴：双侧合谷穴、右曲池穴。针后留针，继续讲课。学生问题又来了，为什么要取曲池穴，而不取异常更明显的手三里穴？为什么要取双侧合谷穴？我笑而未答，留针半小时起针，我让学员们再次诊察双侧手阳明经与少阳经，发现小邱同学刚才右侧阳明经明显的结块已经消失，而少阳经结节却依然存在，问病人的感觉：右耳闷胀感明显好转，但耳堵的感觉依然存在。我告诉大家她的阳明

医案实录

经气化状态已经发生变化，症候会随后缓解。午休后，小邱来上课，右耳堵塞闷胀等症完全消失。此病的取效关键在于辨经，选穴以合谷穴行气机，曲池清降阳明逆气，合原相配已经足以调整手阳明经络初起的逆乱，针灸治疗的目标是针对经络气机，而不是针对经络中的异常。学生们此时已经备受鼓舞，原来经络诊察对于临床的指导如此重要。但是新的问题又来了，是不是所有这样感冒引起的耳闭塞都是阳明经气机逆乱所致呢？为什么很多教科书都将耳部病症归为少阳经呢？我们看下面这个病例。

吴女士，55岁。初诊日期：2019年3月4日。以双耳闭塞半月余为主诉来诊。半个多月前感冒初起坐飞机返京，回京后感冒加重，双耳堵塞，后感冒症状消除，唯余耳堵塞一症持续不减，影响听力。症见：双耳闭闷，听人声较远，无鼻塞、头项部症状。大便不畅，日行一次。经络诊察发现病人太阴、阳明、少阳经均有异常，以少阳经异常最为突出，阳陵泉、支沟穴处结块较大，光明穴等处亦有较粗大结络。再结合病人口苦，舌质暗红，苔厚，脉沉弦等症候表现，辨经在少阳经，因少阳火热合并阳明肠腑郁滞不降，属于阳明少阳经合并实热证。选取四关穴、偏历穴、支沟穴、阳陵泉穴，配合局部听会穴治疗。支沟穴进针时病人即感觉双侧耳中有反应，听会穴针感亦传向耳内。起针后诊察少阳经、阳明经结络及结块已消除大半。患者返回家午睡休息，醒后觉耳中闭闷基本消失，第三天晨起右耳又出现耳堵的感觉，喝水吞咽后消失。后再无反复。

从这个病例可以看出本病的症候是以少阳火邪循经上扰为基本病机，患者自述从外地回京后公务繁忙，情绪很烦躁。复感寒乘坐飞机引发耳中气机堵塞致病，经络诊察可以发现病变累及主要经脉在少阳、阳明经。只有同时清解少阳火邪，通降阳明气机，才可以解决耳部气机郁滞。所以取支沟、阳陵泉穴清解少阳郁热，开四关宣通阳明气机，配合局部疏通耳络获得疗效。如果没有经络诊察的指导，本病很难在复杂的症候中剥离出少阳阳明穴合并的病机，可能也会使病人继续前面久治无效的失望。

此时，我想起之前整理老师的一个医案。王居易老师曾治疗一患者单侧耳闭塞不通3周，也是病发于外感乘飞机，症状亦是听声音较远，耳内闭闷不适，老师当时也曾认为是少阳病症，但是经络诊察却仅发现患侧养老穴明显异常，并且手太阳经筋明显有僵硬感。遂考虑手太阳经亦是构成耳之宗脉的一支，由于飞机气压的作用，太阳卫气内闭，耳膜内陷，耳内经筋持续拘紧，气血难行，卫气不得宣达，遂使经筋脉气郁结，热不得出，当取手太阳经治疗。考虑为经筋拘急造成，即在辨经的指导下，取患侧少泽泻血 6 滴以引阳通络，辅以养老郄穴宣通气机，针后症状立刻缓解大半，第二天告愈。

同是耳闭塞病例，在经络诊察的甄别之后却分属阳明、少阳阳明经合并及太阳经筋三种不同病机，由此辨析选经配穴治疗，只用三五个甚至一两个腧穴，三个病例均一次告愈，疗效甚为迅捷。如果临证单凭病症表现不加辨析而采用标准化治疗方案，恐难达到这样的效果。所以王居易老师反复叮嘱弟子，任何一个腧穴在不同的病机条件下，能治疗不同的病症。离开了病机条件，违背了病机规律，腧穴什么病症都治不了，关键在于准确掌握经络气化，辨清病经所属，以此为依据选穴治疗才能发挥腧穴的特异功效。难怪古人云"用针者，必先察其经络之虚实，切而循之，按而弹之，视其应动者，乃后取之而下之"，实为临证真言，这些道理我要继续讲给自己的学生。

助你重新撑起一片天——写给偏瘫患者

　　2年前，朋友突然罹患中风，入院第三天我去探望，正好遇到主任查房。朋友当时左半身瘫痪，以运动功能受累为主，肌力左上肢 0 级，左下肢 3 级（ – ），不能站立。主任查完房避开朋友告诉我：核磁显示血栓在脉络膜前动脉，这个病非常罕见，比起其他血栓部位，几乎没有侧支循环，预后更加不好。主任给我普及了一些现代医学知识：脉络膜前动脉 (AchA) 是颈内动脉的分支之一，距离后交通支发出点远端 2~5mm 处。AchA 管径细小（ < 1mm ），深部内囊后肢的供血由它来保障，一般情况下不容易发生因血栓闭塞而出现的供血区梗死，临床发病率仅为 3%~5%，一旦发病症状就较重，预后不良。等我回到病房，朋友一脸虚弱，但是却用充满希望的眼光看着我，问到："告诉我，我这病还有希望吗？需要多久能恢复？能恢复到什么程度？"面对他，我无法实言相告。中年男人是家庭的支柱，他更是，孩子刚上小学，母亲年老病重，他病倒住院，家里早已乱作一团。早年在针灸病房工作的经历告诉我中风病人治疗康复的过程有多艰难。原本我的教学工作无法保证治疗中风病人，但是朋友一家老小在等着他来维持生计，如何能够允许他长期瘫痪在床，我决心接诊这个病例。

　　他的治疗过程比较特殊，远远不同于其他案例。第一，我只能保证每周末去给他治疗。第二，在西医病房不主张马上使用针灸的情况下，只能偷偷进行针灸。但也正因为如此，在患者中风的第一时间给予了他积极的针灸支持。第三，病人站起来的心情急切，并未按照康复科的要求按部就班的练习。第四，治疗过程我运用了多种治疗方法，多角度激发唤醒经络，

经络医学研习录
——
医话故事

促进气血的运行。第五，根据患者舌淡，舌底络脉瘀滞，右脉滑紧，左脉无力的特点，早期给予补阳还五汤支持针灸及康复训练，君药黄芪的用量从60克用起直到150克，后期还服用大活络丹，对针灸治疗手部功能有极大的辅助作用。在这样一个非常规治疗的过程中我见证了太多的惊喜。

第一周：做十二井穴点刺放血，配合体针、头针、眼针。针刺体穴时要使针感沿经络感传至肢体远端，肢体有可见的肌肉收缩。针灸治疗后患者能感觉到上下肢功能有改变（这种变化给患者带来的心理支持对治疗有积极影响）。治疗结束后两天，患者开始下地行走，但支撑力弱，需有人搀扶（距离病发时间仅1周），患者精神状态颇为振奋。

第二周（康复病房住院期间）：可以行走，下肢髋、膝、踝关节联动明显，走路不稳。上肢功能未见好转。针药结合三天。治疗结束当天晚上可以独自上楼梯，但不能下楼，力量和灵活度都有明显改善。

第三周：可以行走500米，联动不明显，未出现明显偏瘫步态。上肢功能未见明显好转，手臂呈挎篮状。手指肌力0级。采用巨刺法，主要针对手部功能的恢复。针刺时，患侧腕部出现主动背伸动作，上肢抬离床面已不再出现头颈肩部联动，手可轻松触及嘴、耳部位。治疗结束20小时后发来手部动作视频，前臂伸肌的功能继续恢复，已能较好的分离且控制伸臂动作（此时距离发病未满1个月）。患者已能自理，辞去护工。面色已由之前㿠白转为红润有光泽，舌脉转佳。

第四周：开始服用大活络丹，每日2丸。两天后手指能动了！针灸主要针对手部功能的恢复。以温阳行气，激发气血运行为原则。采用井穴透刺、艾灸，同时配合督脉、膀胱经腧穴继续改善脑部侧支循环。针后上臂肩、肘、腕功能继续恢复，踝关节变化很大，可做跖屈动作，行走自如许多。三天后手指出现较为明显的屈曲动作，且大指食指活动出现分离。

第五周：患者自行前来门诊治疗，手指伸肌力0级，握力恢复至2级。手部略肿胀。治疗结束起针后，患侧手指出现无意识自主背伸动作，说明患者手指伸肌的经络气血输注已开始恢复，后续康复训练强化功能。两天后来电告每日均能出现手指的背伸动作，渐渐可以主动支配，以小指恢复最为明显。

3个月后患者在家属陪同下两次来京针灸治疗，疗效在原有基础上又有了明显的提高，手指全部可以较为灵活的屈伸，手腕可以做旋前旋后动作，但仍然不能背伸。手指功能基本恢复，但背伸力量较弱，不能手持重物。半年后患者继续锻炼并配合针灸治疗，左上肢手部功能继续恢复。病人发来的行走视频几乎看不出来任何中风病人的症状。1年后，病人发来跑步视频，没有任何中风后遗症的征象，他又重新担负起照顾老人，接送孩子的生活重担。

　　这次非常规针灸治疗中风偏瘫后遗症的经历，让我对中风有了全新的认识，尤其是对疾病的病因、病机以及针灸治疗的时机等许多问题进行了深入思考。

　　首先关于中风病因的分析。中风患者一定要重视诊察督脉与膀胱经的异常情况。本例患者中风发作之前两个月一直处在反复感冒状态，在他能够自主翻身后，可以发现他项背部督脉及太阳经异常僵硬，说明该患者督脉与足太阳膀胱经的气机存在严重阻滞，卫阳之气得不到正常宣散，而恰好是督脉与足太阳经脉直接联系脑髓，是中风发作的内在病机。所以我在给这位患者治疗的过程中始终将恢复督脉与太阳经的气化放在首位，运用头针、眼针配合风池、翳风、天柱穴及华佗夹脊穴交替治疗，每次在后项部的治疗都能让患者感觉到左右躯体的协调能力有明显改善。后期我又陆续接诊了两例梗死性脑中风患者，仔细追问病史，发病前他们都有背部长时间受寒的情况，有一例患者在发病前十年一直存在着半身不出汗的情况，说明督脉与膀胱经气化阻碍。虽然在查阅文献时并没有发现有相关的研究报道，但是经络异常的发现对治疗有着重要的指导意义。

　　其次，治痿不能独取阳明。治疗中风后遗症不能拘泥于"治痿独取阳明"的思维定式，一定要在全面经络诊察的指导下辨析经络气化状态，有针对性地选择经脉，并根据经络的虚实采用放血、艾灸等多种治疗方法。针灸治疗肢体功能障碍疗效极快，甚至有两例病人的拇指功能障碍在少商穴放血后迅速恢复，这让我想起2016年跟随王居易老师门诊的情况：当时有一例发病已4个月的男性脑梗患者，老师通过经络诊察发现患者手阳明经有明显郁滞，通过甲压商阳穴2分钟后，患者的患侧上肢立刻能够举起很高。在后期的治疗中，又陆续发现患者同时存在足太阳、少阳经脉，还有太阴、少阴经脉的异常，中风病变累及的经脉广泛，治疗过程比较艰辛，单凭"治痿独取阳明"的固定模式针灸手足阳明经难以取得满意疗效。

最后，针灸治疗要尽快尽早，结合现代医学对本病的认识，梗死型中风多属于痰浊气郁、瘀血阻络，此类病症要在病变早期以四肢井穴、开四关等腧穴宣通机窍，促进气血运行；出血型中风多属肝肾阴虚，阳亢化风，则要在病情急性期稳定之后尽早针灸介入，若墨守成规，待到后期针灸治疗，疗效将会大打折扣。

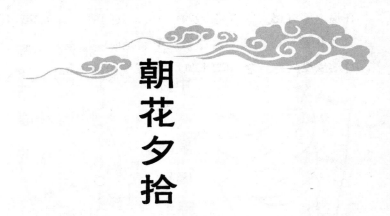

朝花夕拾

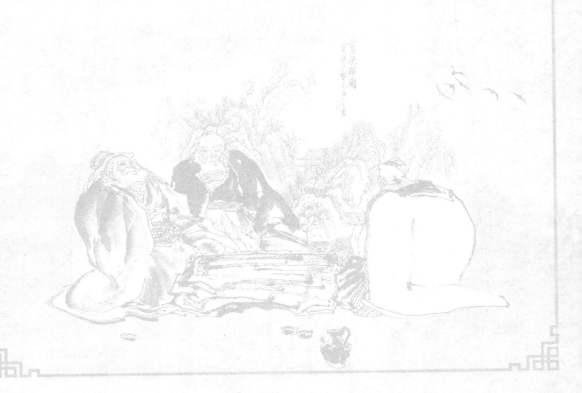

笔者 1991 年从北京中医学院毕业之后就分配到一所中专校教书，但是出于对针灸的酷爱，只要有机会还是会运用针灸治疗病患。临证初期我在追求验方秘穴的道路上踯躅很久，其间治疗的许多案例至今仍记忆犹新，有些甚至惊心动魄。这些案例虽然是陈年旧案，却暗合经络医学的原理，总结反思颇有新意，借用"朝花夕拾"拾遗于此。

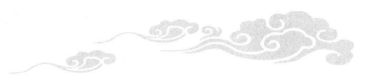

后心竟然拔出满罐清水

2000 年前后我在北京北部一个大型社区居住，也在那里出针灸门诊。在这里居住的人大部分早出晚归，因为交通不便，所以找我看的病症也很杂，那一段时间积累了很多奇奇怪怪的案例。

小郑先生 30 多岁，当时在北京某大学读博士。他经常陪女朋友来找我扎针，但是他自己很怕针，是即使生病也不找我治的那种。有一天他再次陪女朋友来扎针灸的时候，说起他常年感觉心口不舒服，经常胸闷、胸痛，但是去医院检查心脏没有发现问题，吃了一些中西药也没有太明显的变化，问我是什么问题。

我给小郑诊了脉，脉象略沉（有可能是我脉诊的水平低），舌略淡，也不甚怕冷，饮食、二便等均无太多不适。对于针灸医生而言，一般会以心阳不足论治，以神门、少海、心俞等穴处方。但他怕针不太接受针灸治疗，我就换了一个角度，直接考虑在病灶部位做文章。

平日来往，我便对其背部拘挛不舒的印象颇深，感觉这与他心悸的症状有关系。在背部查体的时候，我有了一个重要发现，在第 5 到第 7 胸椎偏左的位置，有一片手掌大小的区域非常寒凉，而且色泽比其他区域暗淡，以手触之寒凉感甚至可以感传到我的手腕部。既然问题这么明显，总要采取措施治疗，我就和他商量："你怕扎针，我给你拔拔罐吧？"这个提议博士欣然接受了。我想要拔出局部的寒湿，还是要动用一下皮肤针。后续的操作非常简单，消毒后用皮肤针在病灶区域稍微破皮，用一个大号火罐对准破皮之处拔罐，接下来出现的一幕可谓是惊心动魄，是我从未见过的，至今记忆犹新。一般患者刺络拔罐拔出来的是血，而博士的背部却像被打开了水阀一样，快速涌出无色透明且稀薄如水的液体。不对啊，这不就是清水吗！他女朋友也在一旁瞪大眼珠，惊讶不已。我抑制住内心的惊愕，镇定地跟她说："这就是他的病灶了，再等等，看会出多少水。"我们目不转睛地盯着玻璃罐内快速上升的水平面，过了两三分钟，就蓄了大半罐清水，这时液平面不再上升，我摸了摸罐子，是冰凉的。我让助手拿了一大卷纸巾起罐，纸巾一下子就湿透了，这下看得更清楚了，罐内完全是清水。起完罐以后，博士起身，试着直了直脊背，博士平时很文静，这时却很激动地说："王老师，我重新找到了挺胸做人的感觉。"平日里见他，一副文静书生的样子，个子很高却经常含着胸，那时就觉得他有问题，但是却没想到他后背背着这么一罐子的冰水，怪不得他总感觉背部不适，心脏不舒服呢。

那么这水是从何而来呢？是身体内生的，还是外来的？若是外来的又是通过什么路径冰伏在他后背的呢？通过追问病史，我找到了答案。小郑18岁那年没考上大学，就通过同乡介绍去装修队做了农民工，吃住都在正在建的楼房里。当时正是暑热盛夏，在建的楼房却阴冷潮湿，他当时还觉得很舒适。睡觉时，有经验的工人都会铺一层塑料布隔潮。他却铺点儿报纸再铺个单子就睡了。农民工的半年经历让他觉得做工人太辛苦了，还是读书最轻松，就又回到学校重新复读考大学，一直读到了博士。

此案病人以心口部位不适，时觉悸动不安为主症问诊。背部区域的特殊表现（色暗淡、寒凉感）说明心阳之气输注于背俞的经络路径受阻，极有可能有寒湿之邪淤结此处。在本病的治疗过程中，我凭借病患经络处明显的异常找到了病的症结，由此找到了治疗方向。《灵枢·九针十二原》曰"宛陈则除之"，对于外邪侵袭、气血瘀滞的病患，刺络拔罐是我在临床惯用的方法，因此选择在背部刺络拔罐，但没想到竟然拔出一罐清水。小郑自己也很感慨，原来竟是十多年前暑热盛夏时节在建筑工地感受寒湿引发的病。他觉得就是从那时候起，总觉得后背背了个东西，压得他很不舒服，后来渐渐感觉心脏时常憋闷。

虽然本案症状非常罕见，但从经络角度分析，病机却甚为清晰，当暑热季节劳动汗出，睡卧寒湿之地，阳气被伤，汗出不彻，寒湿之邪痹阻太阳寒水之脉而成留饮，此病久留不去必从太阳转入少阴，寒气遏其心阳，胸膈阳微出现心脉痹阻，严重者则"心痛彻背，背痛彻心"。《金匮要略·痰饮咳喘病脉证治第十二》中有一段条文"心下有留饮，其人背寒如掌大"与本病病机相似，如果病情发展下去，小郑有可能出现"心痛""心悸"，甚至更严重的痹阻，亦可出现"咳、喘、满、吐涎"等胸阳不振所致的其他问题。几天后，我又给他背部做了一次拔罐，清水已经少了很多。从那以后，他心脏不舒适的症状基本消失了。

回忆这个案例，暗自庆幸，其实自己与经络医学早已结缘，只是还没有遇到明师指点，也不曾有那么系统的经络医学知识和诊察技能。如果当时我没有对其背部的经络进行仔细的诊察，就不会发现病患身上隐匿多年的寒饮伏邪病灶，也不会一下拔除他十几年来留存体内的隐患。

点穴治疗吐血——火车上的急救案例

　　十年前初冬时节，我随海淀教委职业教育考察团去南方访问几所职业学校。一天晚上我们从黄山站乘坐 K2239 火车，预计第二天清早到达南昌。上车之后，大家都早早躺下了，我睡在上铺，卧铺车厢人不多，很安静，我很快就睡着了。不知道过了多久，突然车厢里的广播响了，睡梦中我还以为这么快就到南昌了呢，一看表还不到 1:00，广播里传出列车长急切的声音：哪位旅客是医生，车上有一位乘客突然吐血不止，希望医生能尽快前去餐车。出于医生的本能，我一下就清醒了，跳下铺，穿好鞋就准备走，下铺睡的是教委的潘主任，她迷迷糊糊地问我：王老师你干嘛去？我说去看看病人情况。她有些奇怪，说：你不是教推拿的老师吗？病人吐血，你去干什么？我也来不及解释，就说您先睡吧，我去看看，兴许能给别的大夫帮帮手。我边往餐车走，心里边嘀咕，这次出门仓促，连针都没有带，现在两手空空的，能帮上啥忙呢？但是，车上肯定还会有别的医生，兴许可以搭把手呢！这样想着很快就到了餐车。

　　餐车在 8 号车厢，我到餐车后，并没有看见想象中的嘈杂场面，车厢里冷冷清清的没有多少乘客，甚至也没有几个乘务人员，但是我的到来还是引起了女列车员的注意，她抬头问我：你是医生？然后没等我表态，就冲着车厢另一头喊：列车长，医生来了。我看到一个小格间有人站起来，中年的女列车长非常温和地笑了，边说着话边伸出手过来握住我的手：医生好，太感谢您了，病人在这躺着呢。我跟着列车长到了那个小隔间，终于看到了躺在座椅上的病人，一个 20 多岁的小伙子平躺在几个椅子临时搭的铺上，面色苍白，嘴角不停有鲜血涌出，手里还攥着一团卫生纸堵在嘴上，椅子上、地上到处扔着一团一团被鲜血渗透的卫生纸，旁边还有三个小伙子神情焦急地守着他。有一个年纪稍长几岁的同乡说，他们是在黄山站上车的，上车后病人胃就不太舒服而且恶心，以为是着凉了，喝了些热水，结果火车刚过景德镇，病人就开始吐血了，开始血量比较少，大家还没有特别着急，结果后来出血量越来越大，病人脸色都发白了，他们这才慌了神，去找列车长广播找医生。列车长说已经联系了前面最近的车站，999救护车已经在乐平车站等候，但是现在距离乐平还有33分钟，病人能不能坚持到站不出危险呢？列车长这时候才发现我两手空空的状态，脸上顿时凝重起来。看来车上没有别的医生过来，而病人的状况也容不得我再思前想后，我让大家把病人扶坐起来，改为半倚半靠，拿起病人双手摸了摸脉搏，病人手冰凉，脉微弱若隐若现，因为没有带针，我只好用力点住病人的双侧内关穴，大约持续了5分钟后，病人感觉恶心的症状缓解了很多，我又让列车长去找了些藕粉，冲调成糊状，等稍微凉一些给病人喂下去。和病人了解情况时知道，小伙子是从老家到南京打工的，结果到南京才发现根本找不到活干，大家决定一起回老家。小伙子身上没钱，车票还是老乡凑的，饿着肚子就上车了，他平时胃就不好，上车时也没有带吃的，只有一瓶白酒和三瓶啤酒，想着可以充充饥就和大家一起喝了，没想到竟然造成了这么严重的后果。过去了20多分钟，列车长来通知大家做好下车准备，这时病人已经不吐血了，脸色已经恢复光泽，嘴唇也有了血色。我心里松了一些，但依然没有松手，小伙子不好意思的嗫嚅道：医生，能不能别让我下车，我们是东乡的，还有两站就到了。这时距离东乡车站还有近三个小时的车程。而我已经感觉不到自己的拇指在哪里了，20多分钟我丝毫没敢松劲，生怕一松手，小伙子又会吐血。我跟列车长斩钉截铁地说：他必须下车去医院处理，一旦再出血，我们就没有办法处理了。我心里想：如果再给他点下去，估计我的手指肯定要废了。

　　在乐平站护送病人上了救护车，我彻底轻松了，列车长非常感谢，一定要让我留下姓名地址，她说要写感谢信，经过这一场紧张的战斗，我突然感到异常疲惫，给列车长拿来的本子上写下"救死扶伤是医生天职"，落

朝花夕拾

款：来自北京的医生。

这一次的抢救经历在我的职业生涯里是一段小插曲，但是却留下了难忘的印象。第一是第一次独自抢救大量吐血的经历惊心动魄，让我感受到中医急救的强大功效。第二是亲身感受到医生职业的崇高，正像孙思邈在《大医精诚》中所云："若有疾厄来求救者，不得瞻前顾后，自虑吉凶，勿避险巇，昼夜寒暑，饥渴疲劳，一心赴救，无作工夫行迹之心，如此可做苍生大医"，我从内心感到作为一名中医的自豪。

从经络医学理论分析，内关为手厥阴经络穴，通阴维脉，与足太阴脾经公孙穴配合可以调理胃心胸部位的气机，降胃脘部逆气。现在回忆起来，当时的取穴比较盲目但是却暗合了内关穴的穴性，藕粉凉血止血，保护受损的胃黏膜，起到了很好的辅助作用。如果现在追加治疗方案，应该首先诊察病人的经络状态，按照当时病人阳气不足，胃络出血，气机上逆的病机，应可以选取公孙＋内关调整胃腑气机逆乱，重灸足三里温阳，梁丘郄穴止血，也许能够更加有效的止住胃出血，可能就不需要坚持让小伙子提前下车了！

夜尿点的秘密

　　三十年前学习中医，始于对针灸神奇疗效的顶礼膜拜，但对于针灸治病的原理却不甚明了。所以学习的过程始终未能脱离寻求"验方秘籍"的心态。幸运的是我学医的过程中常得医界高人的指点，黄九妹老师就是其中一位神奇的老师。

　　1989年我结束了三个月在怀柔中医院的临床实习，出发前，黄老师把我和另外一位同学从车上叫下来，掏出薄薄的几张处方笺给我们各自一份。我打开看了一眼，纸上的字迹非常工整清晰，写满了针灸治疗一些特殊病症的特效方法。看到这些，年轻的我心中一阵狂喜，因为这三个月跟随黄老师临床，见识到了她高超的针灸医术，能够得到她的"秘籍"怎能不叫我喜出望外呢！

　　遗憾的是，后来运用"秘籍"里的方法治病，疗效却时有时无，渐渐初获"秘籍"的喜悦也就变淡了。但是黄老师交给我的那几张处方笺却一直保留在身边，作为对这段师生情谊的纪念。在我心中始终相信她留给我的秘方一定有很高的临床价值，主要是我自己没有用好，有朝一日一定能够派上用场。

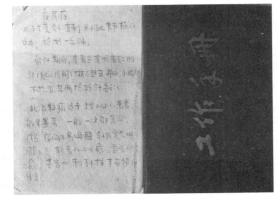

　　1997年我在301医院旁边的一个中医门诊部针灸科

出诊，当时主要治疗儿童近视。有一天来了一个文质彬彬戴着眼镜的小男孩。我问他："你是来看近视的吗？"小男孩摇摇头，我又问："你哪里不舒服啊？"他又摇摇头说："嗯，一会让我妈和你说吧！"等他妈妈挂完号过来才知道这是一个尿床的孩子，按他母亲的说法是孩子今年14岁，尿了14年的床。孩子母亲很着急地说："这孩子尿床都成了习惯，就没有不尿床的时候，之前各种方法都试过了，也没什么效果，也就不看了。现在孩子快上高中了，得住校，又开始着急了。"我仔细打量了一下这个小男孩，孩子面色泛着青白，身材细长，比较瘦弱。又看了看孩子的舌脉，舌淡嫩，脉比较沉弱。接着又问了孩子母亲他吃过什么药物，记得当时感觉药物也都是补肾固涩类的，还比较符合病情。这是我第一次治疗遗尿病症，脑子里就跳出了"秘籍"中那个神秘的"夜尿点"。

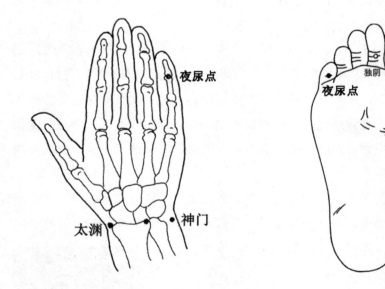

教课书记载的夜尿点位于双手小指末节指间横纹中点，是小儿特有的经外奇穴。黄九妹老师所述的夜尿点则有所不同，位于双足小趾末节的位置。不过黄老师特意强调病情顽固的可以同时用手足四穴加强疗效。

我带着试试运气的想法，首先给小男孩扎了双手夜尿点，我又考虑到孩子有明显的肾阳虚，又选了中极、关元穴温和灸了20分钟。第二周我再出门诊的时候，来了很多人，小男孩爸爸带着锦旗来感谢我，见面却说"没想到你这么年轻"。原来小男孩上次针灸之后就没有再尿床，一家人甚是欣喜，孩子父亲是位师级干部，之前并没有想到自己家门口的小门诊能解决儿子这么多年的痼疾。所以才特意带了锦旗来感谢我这位神奇的医生，没想到医生却这么年轻。我还记得黄九妹老师说过，这个夜尿点可以一次见效，没想到真的这么有效。但是为什么会有这么强大的效果呢？是对所有的病人都有效吗？我不得而知。

后来，每周我出诊这个小男孩都会过来，他的父母害怕停止治疗病情会反复，我心中其实也有这种担心。3个月后我因为读研停诊才停止治疗，但是孩子每年过年都打电话给我拜年，寒暄后我问他情况怎么样呀，他还是很腼腆地跟我说："让我妈和你说吧。"3年后我搬家也就与他们失去了联系。

另外一个找我治疗遗尿的女孩是2006年接诊的，叫小梦（化名），8岁。当时我有个学生住在她家旁边，看她妈妈天天晒被子，就让她过来找我。

女孩长得挺结实，但是脸色也是泛着青白，尤其是下眼睑有两个很重的青色眼袋，她妈妈跟我说，这孩子非常爱吃冷饮，连冬天也经常要吃冰棍，除了尿床其他没有太明显的症状。她们住在北京房山郊区的大安煤矿，那地方非常偏远，交通不便，到城里一趟单程就要5个小时左右，小梦还严重晕车，治疗过程是很不容易的。

根据临床表现和病因分析，此案依然辨证寒邪内伤，肾阳虚衰，重点取穴夜尿点针灸治疗。夜尿点位置在指间横纹处，神经末梢丰富，针刺比较疼，治疗14岁男孩时还没有感觉，这个女孩子却非常抗拒。考虑她来一次很不容易，我顾不得小孩子的疼，使用了手足四个穴点，并嘱咐每周3次给孩子艾灸关元和命门穴，坚决不许再吃冰冻冷饮。隔了两周又来治疗的时候家长反馈，第一次治疗后当天回到家已是深夜，极度疲惫，当夜依然尿床，但从第三天开始就没再尿床了，治疗三次之后，孩子病症就好了。到了冬天，小梦母亲又打电话给我："王老师，孩子又开始尿床了，但是我们这里大雪封山，也出不来，春天还能去找你吧？"看来这个孩子的确是虚寒体质，冬季自然界阴盛阳衰，好不容易建立的阴阳平衡又被打破了。开春后我又给她治疗了一个月，后来小梦的尿床病症也得到了彻底的治愈。

虽然治好了很多遗尿的孩子，但是我还是不能很好地理解夜尿点的奥秘。直到学习经络医学之后，我才恍然大悟。其实本病病机是机体阳气不足，少阴、太阳循环气化功能障碍，少阴心肾之阳气不能顺利转输太阳经，太阳温阳化气利水机能减弱所致。小指末端是足太阳膀胱经与足少阴肾经的交接之处，儿童排尿意识与反射机能的建立过程正是与足太阳、足少阴经气运行转输相关。黄九妹老师留的纸条写得非常清晰，此病的治疗关键在于针灸后的经气感传，"留针期间要有热感沿着足三阴经传至丹田，不热者其间要捻转针数次"。所以这并非是秘不外传的独家秘方，而是有着严密的逻辑关系和运行规律的经脉气化内容，只有把握好精准的刺激条件，结合其他治疗方法，才会用好这些宝贵的"秘方"。

2019 年 5 月，有一位学员来北京参加经络推拿的学习，但是他此行除了学习之外还有另外一个目的，就是给自己 6 岁的儿子看病。此时，我已经具有清晰的经络医学诊病思维，首先综合四诊确定患者主症特征，患儿面色青白，没有光泽，舌根部苔白厚腻，手足冰冷，辨为阳虚形寒之证；察经足三阴经异常，尤其足厥阴、足少阴经脉较紧，照海、水泉穴处有明显硬结。结合主症症候结构与察经所见，取足部"夜尿点"针灸，并让这位父亲配合做足三阴经及足太阳经背部经络推拿，帮助少阴太阳经表里经气机转输。我嘱咐这位学员，一定要注意观察经脉气化状态的改变，只要经络气化状态改变，病症即可缓解，直至痊愈。我第二次去讲课时发现这个男孩面色明显泛出光泽，舌苔也在消退。由于孩子曾做双侧隐睾手术，经脉受损较为严重，尿床病症虽有缓解，但还不稳定，学习班结束后，学员继续反馈后期经络推拿的治疗效果，现在孩子的足三阴经紧张的经络状态已经明显好转，夜里尿床的次数比之前少多了！

漂亮夫人的"东方美人病"

　　1991 年我大学毕业分配到一所基层的中专学校任教。漂亮夫人就是那时认识的。她是一位速算专家的妻子，正好在我分配的学校做脑算课题，为期 3 年，他们一家 3 口就住在学校，所以一来二去也就熟悉起来。记得是在我工作第一年的冬天，我正在学校图书馆看书，恰好她也来借书，就很随意地与我闲聊，说："你是学中医的，给我摸摸脉吧。"我仔细打量了一下她，90 年代初，老师们穿得都很朴素，这位夫人却打扮的非常时髦，穿着长筒皮靴，画着精致的妆容，显得很精神也很漂亮，我就开玩笑地说："你这么健康，能有什么毛病？"边说边拿过她的手为她脉诊，这一切脉，让我心中很是吃惊，这位漂亮夫人的左右手的脉搏差距很大，左手基本摸不到脉，中医有一种病名叫无脉症，但我还从来没有遇到过，为了了解她全身脉搏的情况，我让她脱掉靴子又查了她的足背动脉，全身上下检查完发现她除了人迎脉、耳前动脉等面部脉搏是对称的，其余上下肢脉搏都是左脉消失的情况。我非常严肃地跟她说："您的情况很特殊，我们中医叫无脉症，全身都是这种情况可能是多发性的动脉问题，你先去医院全面检查一下吧。"她听我说完，脸色也变得很严肃，认真地说："很多人都说过我的脉很特殊，但只有你告诉我这么清楚，放假我就回老家做全面检查。"

　　寒假后的第一天，她急匆匆地来找我，原来她去哈尔滨医科大学一附院做了全面检查，诊断是多发性的大动脉炎。她神情低落地看着我说："王老师，我在医院检查花了 2000 多元，你猜医生给我开了多少钱的药？"我非常不解她的问话是什么意思，她很无奈地继续说到："医生给我开了 2 元

朝花夕拾

钱的谷维素，就是说根本没有什么药物能治这个病，医学上判定为不治之症！"最后，她很不讲理地对我说："这个病是你看出来的，你得负责帮我治。"我看得出她已经没有别的办法了，无处可治，只能求助于我。可是我根本就没有见过无脉症，哪里有信心治疗这样的疑难病呢？查了很多资料后，我推荐她到北京阜外医院找权威专家，但北京的专家也告诉她这个病治不了。后来她非常诚恳地央求我："你看出来的病，你就试着看看，我也没有太高的要求一定要你治好。"于是我专门去请教我的老师护国寺中医院的张勤主任，张老师说她也没有治疗过无脉症，但是她鼓励我接诊，说："你不要总是迷信权威专家，这个病应该属于免疫系统的问题，从振奋机体的正气入手，她就在你身边，你可以仔细观察变化，要独立思考，一个病例一个病例积累，不管是否成功，看完这个病人，你一定会有很大进步！"

我终于下决心接诊这例被西医宣判为不治之症的病人，这时距离第一次给她切脉，差不多已经是3个月之后了，她的病症也出现了很大的变化，全身开始出现大大小小的包块，包块会长大、化脓、溃破，因为脚趾溃破无法穿皮鞋，只能穿一双大棉鞋，而且还非常怕冷，穿着棉袄棉裤，看起来像变了一个人。针对这样的情况，我倒是有了治病的目标，怎么治呢？我想治病首先要对症，要想办法解决病人全身大大小小的包块。我针对已经成脓的包块采用锋针排脓，还在深层没有长大的包块用皮肤针循经叩刺，疏通经脉气血；其次是治本，采用了华佗夹脊穴及督脉交替针刺艾灸，振奋督脉阳气，同时针刺太渊、太白、足三里等补穴益其气血生化的来源。我按照大学所学习到的辨证思维，还查询了一些前人传下来的经验尝试给她治疗，每周2次，1个月休息1周。

让我没有想到的是，针灸治疗很快就取得了明显的效果，脓包排脓之后就结痂了，中等大小的包块渐渐变小，小的就消失了，还有一点就是病人也没有那么怕冷了，治疗坚持了3个月，随着天气转暖，她几乎没有症状了，这次治疗以初见成果告终。之后她们一家搬到了另外一个学校，我们失去了联系。但是心中还时常会挂念这个病人，不知冬天她的病症会不会复发呢？她的脉搏情况有没有变化呢？一年后的一天，我们在菜市场偶然邂逅，她很远就看见了我，热情地跟我打招呼，她依然是年轻漂亮，时髦的打扮透着一种喜气,见面第一句话就说:"我的病好啦!"原来我给她治疗之后的半年,全身包块就完全消失了,再也没有复发,她自己也觉得没有任何不适,而我依旧关心她的脉搏,就在路边给她切脉,果然,她无脉的症状依然还在。

这个病例给我的印象很深,因为情况比较罕见,而现代医学对本病的发病机制缺乏清晰的认识,经查询资料发现她浑身长包块的症状更是特殊,所以一直是一团疑云困惑于心。

近来我结合所治疗的半身无汗的案例,感觉从经络医学的理论或许可以对本病做一分析。

临床资料显示大动脉炎的发病人群多为亚洲北方的青年女性,被医界称为"东方美人病"。患者肢体发凉,脉搏沉伏,冬季症状严重,均符合感受寒邪,阳气失其温煦的特征。2019年初我接诊的半身无汗病例,最初也表现出左半身发沉,而且左侧寸口脉极为沉弱,应是阳虚不能鼓动气血正常运行所致。只是这位女性患者病症更为严重,阳气不能推动气血运行的同时还失其温化水湿之功,导致水湿布化不开,凝结成块,发为肿块,形成病理肿物。针灸从其病症表现入手,恰好能够攻其症结,宣通痹阻,改善经脉的气血运行;第二,从振奋督脉的行阳功能入手也正对病症由寒邪伤阳的发病机制,运用华佗夹脊穴加督脉的针刺艾灸法,提振人体的抗邪能力,驱使寒邪外出,在治疗半身无汗的病人时也是运用了这样的治则产生了可喜的疗效。半身无汗病人在治疗一次即发生脉搏的反转,说明治疗切合了病人阳气被郁深伏的病机,持之以恒必然获得疗效。而当年对经络气化理论懵懵懂懂,针对病症病机全面治疗的尝试中,初步尝到了运用中医思维攻克疑难病症的喜悦!

针灸回乳立竿见影

　　二胎政策放开后，很多孕产方面的问题摆在我们面前，中医在"回奶""下奶"方面也有很多经验，其中针灸"回乳"就很有特色。大学时期初读《针灸大成》，就对其中艾灸足临泣、光明穴可以回乳的记载很感兴趣，但是心中对其疗效如何却有很大的怀疑，心想一旦有机会一定要亲自试一试是否灵验。没想到第一次试验的对象竟是我自己。儿子五个月的时候，因为工作原因需要出差两三天，心中觉得喂奶这件事有些麻烦，就起了针灸断奶的念头，其实当时并没有十足的把握，也没有征得爱人的同意，就偷偷用了这两个穴位，边针边灸，两天后竟然成功断奶了。有了这一次经验，后来又陆续给几个朋友成功回乳，我发现在针灸回乳时，针刺配合艾灸可以很快消散胀乳的症状，说明少阳经主疏散气机的功效是很强的。再加上与孩子隔离两天，没有孩子吸吮刺激，回乳的成功率还是很高的。但是后来遇见的一个案例却让我对针灸回乳的强大功效感到震惊。

　　这是 2000 年前后的门诊案例，有个与我非常熟识的朋友，因为非常信任，所以家里人有什么问题都会来问我，她妹妹马上要从澳洲回国休产假，就问我有什么好方法给孩子断奶。其实断奶是有很多方法的，喝中药、涂抹药水或者食疗，等等，能用针灸断奶的方法让她们很惊奇，我们约定好等孩子周岁了，我用针灸给她回奶。有一天，我从外地出差回来，刚下飞机就接到电话，就是我这个朋友的妹妹约我针灸回乳，因为时间仓促，回到家我们就到门诊去针灸了，没有来得及询问太多的情况。等我给她扎完针已经艾灸了 10 多分钟时，她才告诉我，豆豆（她的儿子）这两天净闹病

经络医学研习录
——医话故事

了，拉肚子还发烧，我一问孩子也才刚满 10 个月。就很果断地给她拔针，中断了治疗。我严肃地告诉她在孩子生病期间不适合断奶，而且她产假时间还很长，现在不是断奶的最好时机，还是多给孩子喂一段时间母乳吧。临走我再三嘱咐她，回家之后马上给孩子喂奶，千万别耽搁，我看了一下表，针加灸治疗的时间总共不超过 20 分钟。

第二天，我依旧惦记着这件事，就给她打电话回访情况，我问她："昨天给孩子喂奶了吗？"她说："喂了，但是没了！"我不明白她的话是什么意思，就继续问。她说："我照你说的话回来继续喂奶，但是奶没了。"我心想，莫不是这姑娘跟我开玩笑吧，哪里会那么快就回乳了呢？挂了电话我就直接去她家里一探究竟。去了一检查，发现这个年轻母亲的乳房已经完全没有胀满感，乳汁的确已经退了。这个事情给我的震撼太大了，孩子强烈吸吮刺激竟然不敌 20 分钟的针灸作用，就这样针灸在母乳争夺战中完胜！

2 个月后，豆豆爸爸来接母子俩回澳洲，借着孩子周岁的彩头一定要认识一下我，也非常想了解神奇的针灸究竟是如何把他孩子的饭碗给夺走的，吃饭的时候他们用手指着我逗孩子："你一定要记住这个阿姨，就是她把你的饭碗给夺走了。"

针灸胆经足临泣、光明穴回乳在临床多有报道，有效率极高，但是要讲清楚针灸回乳的机理并不太容易。光明是胆经络穴，与相表里的厥阴肝经气机相通，足临泣是胆经输穴，也是八脉交会穴，交通带脉气机，带脉与妇女冲任气血运行密切相关，承担女性经带胎产特殊的气化功能，我想在女性特殊的生理时期，经络气血分配和转输一定不同于普通时期，就像是不同时期气化模式发生切换一样，其中肝胆经的特殊腧穴就承担着转输的调控作用，但是这种调控作用之强大却让我深印于心，时常会与学生分享。《灵枢·经脉》云"经脉者，所以决死生，处百病，调虚实，不可不通也"。经络运行气血，营运周身，这些中医理论，在切切实实地指导着临床，文字背后皆有深意。我们先要有中医的理论自信，后要下真功夫深入探究，临床上才能切实为患者解决问题。[可参考：冯湘，杜宏娥.针灸回乳 31 例临床观察.针灸临床杂志.2003，19（8）]

针灸戒烟的故事

在 1997 到 1999 年间，我在北京一家中医门诊部出针灸门诊，那个时期的门诊工作积累了不少非常有趣的案例，在这里讲一个治疗腱鞘炎的小故事。

那是一个二十七八岁的小伙子，他的病很简单，右手桡骨茎突狭窄性腱鞘炎。小伙子是个农民工，专门从事瓦工，刚来北京一个多月就得了病，去医院治疗前后花了 2000 多，但没什么好转迹象。虽然是个小病，可对他来说就是个大问题，右手拇指不能背伸，根本无法从事瓦工的工作，没工作就没有收入，他不敢再进大医院看病了，心情非常低落。正好看见这个小门诊部，就抱着试试看的态度进来了。其实，这种病症针灸治疗非常有效，我安慰他，只要认真配合治疗，先不要着急干活，注意保护，很快就能好。他听我这样说，也就露出一些笑容，心情也轻松了一些。我当时给他取了阳溪穴配合曲池、合谷、列缺穴针刺，并且在阳溪穴处用了艾灸。针灸一次的诊费不贵，小伙子开心地走了。

复诊的时候，他看上去心情开朗起来，手指疼的程度减轻许多，主动跟我聊天，他说："大夫，我有个情况想和你说。"他有些迟疑地继续说："我不知道跟针灸有没有关系，针灸这一周，我特别不喜欢闻烟味。"原来他平时和工友们经常一起抽烟，但这段时间不要说抽，就是闻到烟味他都很不舒服。他的话提醒了我，大学时期我听说过在桡骨茎突处的鼻烟窝（拇长伸肌和拇短伸肌之间的深窝）附近，有一个穴位可以戒烟，当年还是一个西医大夫发现的，叫"TM"穴（戒烟穴），是一个戒烟的特效穴。没

经络医学研习录——医话故事

-080-

想到这次治疗腱鞘炎让我偶然亲历了它戒烟的神奇功效。

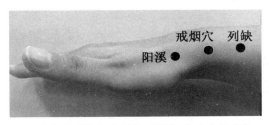

阳溪穴与列缺穴之间的"TM"穴（戒烟穴）

　　我分析这个点刚好在手阳明大肠经、手太阴肺经之间，依据经络气化的理论，太阴经主气，司呼吸，手阳明大肠经则能够清除一些呼吸道的异物，跟气管功能密切相关，两条经络相互配合有可能产生这样奇妙的调控作用。我就跟他说这是针灸治疗的一个"副产品"，正好趁着治疗，就把烟也给戒了吧！小伙子很高兴，点头称是。时间没过多久，他的腱鞘炎就治好了，究竟他的烟后来戒掉没有就不得而知了！

朝花夕拾

解酒要穴——郄门

2004 年凤凰卫视中看见过一位仙风道骨的老者，朱鹤亭，道号玄鹤子，父亲是著名崂山道士玄中子。当时看到记者采访朱道长谈日常养生的方法，他就开玩笑说起一个可解酒的腧穴——郄门，说着还幽默地给记者示范，说一手举杯一手点穴，可以千杯不醉！这一幕给我留下了深刻的印象，心想有机会一定要试试看。

2005 年我参加一个市级学科带头人的培训班，结业后举行酒会，我们分了四个小组，大家轮流敬酒，但是我这一组的老师们敬酒都是一个姿势，一手举杯，一手点着前臂部。大家开始还不觉得奇怪，后来发现不对了，其他组的老师纷纷红了脸，摆手认输，我们这边的十位却依然面色不改，没有任何喝多的感觉。过后大家都非常兴奋，问我这点穴功法要如何修炼。其实，我那时只是当作一个娱乐，调节一下气氛而已，并未放在心上。

真正应用郄门穴解酒的机会终于来了。2006 年有一位兄弟学校校长远道而来拜访我校，我们在两年前曾经访问过他们学校，校长极为热情地接待了我们，也结下了很好的私交。那天公事后，我们邀请刘校长和随行人员一起吃饭，同时有几位男士作陪。刘校长性情豪爽，频频举杯，几次推杯换盏之后，他就开始神情迷离，随后就倒在桌上，我们吓了一跳，他的随行人员却不慌不忙地笑笑说：没事儿，我们校长不胜酒力，但是很热情，每次都是他先倒下，我们继续，他回酒店睡一觉，明早起来就会好的。听随行人员这样讲，我们放心不少。但是请人吃饭，菜还没上齐，人就倒下了，这也的确有些不妥啊。我跟坐在刘校长身边的老师换了个位置，开始给他点按一侧的手厥阴心包经，感觉从内关到郄门穴一段都比较紧张，就先为他放松这条经脉，待手下抵触感不那么强了，才点住了郄门穴，从轻到重慢慢加力，再慢慢松开反复了六七次。点穴过程中我一直观察刘校长的反应，看见他面色逐渐不那么红了，呼吸心跳也渐渐平稳，就又开始点另外一侧，这一侧心包经没有太紧张的感觉，所以就直接点穴，由轻到重再到轻仅仅反复点了两次，只见刘校长如梦醒一般坐了起来，揉了揉眼睛说："你们看着我干啥？怎么不喝酒？"大家可不敢再让他喝酒了，带着他在饭馆门口的什刹海湖边上吹了吹凉风，便彻底醒酒了。刘校长听大家跟他解释了这一过程，他在不好意思之余，对于中医的点穴奇效万分佩服。

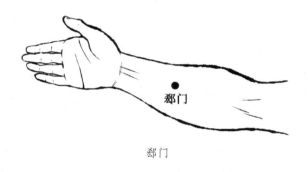

郄门

郄门为什么具有醒酒功效呢？当初朱道长并没有解释。从经络医学的角度却可以解释其中的道理。郄门穴解酒之效与手厥阴的气化功能密切相关。《灵枢·经脉》记载手厥阴心包经："是动则病，手心热，臂肘挛急，腋肿，甚则胸胁支满，心中澹澹大动，面赤，目黄，喜笑不休。是主脉所生病者，烦心，心痛，掌中热。"由此可见心包经的主治病症属于血脉病症，其中心中澹澹大动、面赤、喜笑不休等表现，与醉酒后的人体血脉怒张，气血运行加快，神志模糊的状态非常相符。郄门穴是手厥阴心包经的郄穴，点按郄门穴可以使心脉气血郁结快速发散，加快酒精在体内的化解排泄速度。在实际应用时，首先要用轻柔渗透的手法疏解手厥阴内关至郄门穴一段的紧张感，再进行点穴功效更佳。但是此法仅用于醉酒后缓解不适，切不可夸大其功效而肆意酗酒，对于严重酒精中毒者则必须快速送医，不可贻误治疗时机，误人性命！

您看她都瘦成啥样子了？

"看看她都瘦成啥样了！"站在我面前的是学校锅炉房陈师傅的妻子，工作后的第一个寒假我留校没有回家，当时常驻学校的还有锅炉房的陈师傅，学校里没有别人，所以打水的时候他就跟我拉起家常来，听说我是学医的，就说："我媳妇最近一个月吃不下饭，人瘦了 20 多斤，您说这是啥病啊？"听到这样的病情，我感觉比较严重，很关心地跟他说："这病可不能这么拖着，赶紧去医院啊。"他说去县医院看了，医生也没有看出什么问题，开的吗丁啉这类增强胃动力的药，但是吃了没有什么效果。听着他的叙述，我心里已经在琢磨这个病例，一个月瘦了 20 斤，属于进行性消瘦，而且一点儿饭都吃不下，很有可能哪个部位堵住了，这么分析，难道是恶性病吗？不管怎么说这个病真是挺严重的，就建议他到大一点的医院看诊。陈师傅不善言谈，话不多，但是能看出他有很多顾虑，后来他说："您不就是大夫吗？能不能给我们看看呢？"我想，先看看也好，看完再提建议也更准确，就让他带病人到学校来。陈师傅是个急性子，当天夜里就回延庆老家接媳妇了，第二天一清早他们夫妇俩敲响了我的门。

之前根据陈师傅的描述，我脑海里的病人是一个虚弱萎黄、消瘦憔悴的样子，这才是病入膏肓的危重病啊。但是眼前这位农妇却非常健壮，站在那里高出陈师傅半头，说话也非常干脆，一看就是非常能干的当家人。陈师傅在她面前比较少言，只是嘴里嘀咕说："看看，这人都瘦成什么样子了，原来她可结实了。"我在这个瞬间除了觉得人的判断标准很不一样外，还很努力地控制住了自己没有笑。我跟他们寒暄了两句，也调整了一下自己之前的思路，开始仔细给她诊病。她的脉沉而有力，舌苔厚，色暗红，摸她的腹部，比较硬，我问她口中有什么特殊气味，说口比较苦，我又问有大便吗？她有些不耐烦地说："啥也吃不下，怎么可能有大便？"我耐心地跟她解释："这个症状很重要，你仔细想想，吃不下饭之前，大便通畅吗？就是说你是先吃不下饭，还是先大便不通呢？"这样仔仔细细地问下来，病情逐渐清晰起来。原来她在一个月前大便就一直不通畅，后来发展到吃不下饭，就完全没有大便了。根据这样的脉症分析，主症应从之前的消瘦更改为大便不通，再根据腹满硬、舌红、脉沉有力等相兼症的症候特点，可以辨析本病的病机为燥屎内结，阳明传导失司。

之前我读《素问·标本病传论》总是不能深入理解其中所谈标本的含义，这个病例就像是一把钥匙，一下子打开了我的思维，《标本病传论》开篇就谈到："凡刺之方，必别阴阳，前后相应，逆从得施，标本相移，故曰有其在标而求之于标，有其在本而求之于本，有其在本而求之于标，有其在标而求之于本。故治有取标而得者，有取本而得者，有逆取而得者，有从取而得者。故知逆与从，正行无问，知标本者，万举万当，不知标本，是谓妄行。"

如果这个病例，我们没有搞清楚标本逆从，很可能把治疗引向反面。在治疗原则上，我也从《素问·标本病传论》中得到很明确的启发："小大不利，治其标；小大利，治其本。病发而有余，本而标之，先治其本，后治其标。病发而不足，标而本之，先治其标，后治其本。"在这个病例中，其大便不通既是标也是本，胃肠气机积滞是疾病的根本，清除肠道积滞成为打开气机阻滞闭环的关键。恢复阳明经气机运转，才能最终解决太阴运化停滞，纳呆消瘦的问题。所以我在治疗上明确选择了一组通畅导滞的腧穴：曲池、天枢、上巨虚、阳陵泉穴，针完还特意嘱咐她要多揉揉腹部，感觉一下肠道有没有动静，我心里想如果针刺以后，肠道不动就得配合药物了。

第二天早晨，她跑来汇报，说自己早上有大便了，但是很少也很硬，小的像羊粪蛋一样，她还特意数了一下，一共是7颗粪球。听她说完，我心中甚喜，知道这是初战告捷，后续就好办了，我跟她说：今天可以试着吃些东西，但不能吃多了，回去煮7根挂面，连汤带面吃下去。其实人体的结构也是很有趣的，所谓"胃实而肠虚，肠实而胃虚"，胃肠的活动是虚实交替的，肠道有了一点空间之后，胃才可以接受食物，这同时还要有气机通畅作为保证。而食物与燥屎有形之物的运行也能够激发气机的运动。结果这七根面条吃下去之后，晚上她又排出一些粪便，大约两三天积存日久的宿便排出了不少，一周的治疗后，她已经能吃一些东西了。而且她自己感觉体力也恢复不少。于是这位能干的农妇跟我告辞：这家里老老少少一大家子人还要吃饭，家里养的猪、喂的鸡都是托人照管呢，我得回去了。陈师傅看媳妇的病情缓解了，也非常开心，而且一看他就是什么都听媳妇的，也就送他这位勤劳的女人回延庆去了。

这个病症的经历虽然是我独立接诊早期的病例，但是印象极为深刻，后来读《素问·标本病传论》每每都会想起这个案例。"谨察间甚，以意调之，间者并行，甚者独行，先小大不利而后生病者，治其本。"标本的辨识作为我后来治病的一个重要原则。另外还有一点，我们医生看病不能隔空喊话，要是我仅凭这位师傅的描述，没有见到她本人，一定会按虚论治，走向实实虚虚的错误泥潭。

这真是临床诊病，当知标本，"知标本者，万举万当，不知标本，是谓妄行"。

给找金矿的科学家看病

2000年前后，因为出诊与一位中年女画家成了好朋友，有一天她请我去家中欣赏她新近的画作，在她家第一次见到了女画家的先生。初次见面我有些诧异，因为这位先生皮肤黝黑，面容憔悴，如同农夫一般，走路还有点跛脚。随口聊天才得知他是一名研究金矿的地质学家，经常到野外寻找金矿，昨天刚从野外回来，不小心还把脚给扭伤了。作为针灸医生，我听不得别人有病，马上就关切地询问起病情来，经检查发现他的右脚前脚掌不敢沾地，仔细循摸，在右脚二、三脚趾跖趾关节处有明显的筋节，按上去很疼。因为女画家经常针灸，家里器具都很全，我就让这位地质学家坐在沙发上给他针了患侧的陷谷、内庭穴。然后我们就边喝茶边聊起天来。

时间过得很快，半小时后，我给这位先生起针，然后让他动动脚感觉一下变化，这时，戏剧性的一幕出现了，他活动了一下腮帮子，又张了张嘴。然后很吃惊地说："咦，好奇怪啊，我的牙不疼了！"我无法回应他这种风马牛不相及的回答，一脸迷茫地看着他，他看我这样就笑着解释，他这半个月在野外风餐露宿，着急上火的，牙肿得很厉害，这次回来也是要好好休息一下的。他说："刚才说话时，你没有听出来吗？我都是咬着后槽牙跟你说的，但是后来不知不觉的好像松了很多，刚才你让我感觉一下效果的时候，我才突然感到牙肿和疼的程度比之前可是减轻了不少呢！"听他一席话，我又重新审视了他，仔细观察能看出他一侧的面颊有些微肿，伸舌一看舌苔非常厚腻。我笑着说："您脚疼的位置真准，治脚疼还能得到赠品！"大家顿时笑了起来，笑过之后，我让他穿好鞋走几步，发现脚疼也已经好了大半，这下他更高兴了，不太好意思地跟夫人说："怪不得平时你总是说王老师针灸多神奇，今天看来真是挺厉害的！"女画家跟我笑笑说："真的太难得了，在他们这些科学家的思维看来，针灸是不可思议的一种疗法，没有科学道理，今天终于让他领教中医针灸的神奇了！"看来我需要给科学家做一下经络理论的普及了。

针灸究竟有没有科学道理，我想这个问题不能一时半会儿跟科学家讲清楚，但是他的病症却能在经络理论中找到清晰的答案。从他的病症来看，面颊和牙龈部红肿，结合舌红苔黄腻，可以辨证为阳明热盛，外加他暑天野外条件艰苦，风餐露宿，内外热盛郁结于面部。这样分析，他还同时会伴有腹胀、口干渴、便秘等阳明经热盛的表现。他的第二和第三脚

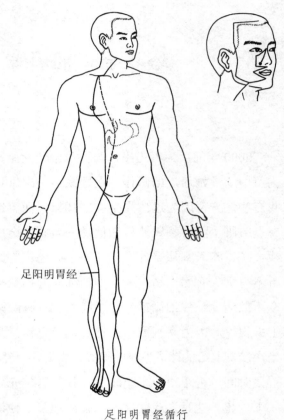

足阳明胃经

足阳明胃经循行

趾跖趾关节处的筋节正好是足阳明胃经的循行路线，而且二三趾缝处的内庭穴正是胃经的荥穴，具有清泄胃热的功效。这样我在治疗他足部的经筋拘急时恰好对郁结不通畅的足阳明胃经的气血进行了调整，内庭穴清泄胃热，与他胃火上蒸引起的牙龈肿痛病机吻合，所以就出现了既治疗了脚疼又治好了牙痛这样"一石二鸟"的效果。科学家认真地听着我的分析，时常肯定地点点头，看来在他的科学思维里对中医经络理论有了不同以往的认识！

第一次给金津玉液穴放血

1987年我跟随国医堂王学成老师针灸门诊，在我最初走进北京中医学院的三年里，对于针灸的基本认识和见识到的神奇疗效都是从王老师的门诊获得的，感恩王学成教授对我的针灸启蒙！

那段时间记忆最深的一次经历就是奉师命给患者做金津玉液穴放血。那时我才刚上大二，学校还并没有安排我们低年级学生见习，我是偷偷跑去跟诊的，在众多的师哥师姐面前，我生怕被别人发现，所以基本都是跟在最后面，从人缝里观察老师的针刺手法和取穴，这也许就是传说中的偷艺吧。王老师当时70多岁，面容清瘦，满头白发，非常精神，只是说话声音比较低微，显示出身体正气不是很足。

有一天给一个脑部外伤的病人看病，我听见老先生给学生们讲解病情，说这个病需要扎金津玉液，我因为在人群外围，并没有听得很清楚，就从人缝里往前挤了挤，想听得更清晰一些，可是就在这时大家都在往后退，只剩下我一个人站得离老先生最近。只见老先生手里拿着一根粗大的三棱针，另外一只手还拿着一块纱布，他看见我站在面前，非常开心，就冲着我翘翘大拇指说："好样的姑娘，当针灸医生，得有些个胆量，没胆子可做不了这行。"原来，王老师年岁大了，手有些抖，这个病人是颅内高压引起的喷射性呕吐，需要用金津、玉液穴放血来减压。我那时还根本没有给别人动过针，充其量就是扎自己练针的程度。看到老师往我手里递针，吓得连忙摆手说："老师，我可没给病人放过血。"王学成老师笑眯眯地看着我说："没事儿，都有第一次，我来给你打下手。"边说边把针递到我手里，或许是老师那和蔼可亲的态度安慰了我，还或许是初生牛犊不怕虎的一股傻大胆的劲儿。其实，我这一次给金津玉液穴放血的过程都有些记不住了，当时大概脑子是木的，老师说一句我做一步，大致过程就是手里拿纱布垫着舌头，看准舌底静脉的位置扎了两针，我感觉可能是扎的有些深了，病人口腔里一下涌出了满口的紫黑色的鲜血，病人很熟练地跑到洗手池那里，打开水龙头就开始往外吐血，眼看他一口一口地吐着鲜血，我的背上就开始冒冷汗，坏了，这样吐血不会出人命吗？我害怕地看向老师，没想到老先生依然是一脸慈祥地笑着，并且冲着我又伸伸大拇指，说："不错，姑娘，放得好，放得痛快！"他说这话的时候，底气很足，看得出老先生年轻的时候一定是个豪爽之人。

　　后来我知道这个病人是我们国家非常重要的一名桥梁专家，北京市为了举办亚运会，全市二环路进行立交桥建设施工，为了赶工期，市委专门派车把他从东北调回来，结果就在回来的路上出了车祸，五个人只有他活下来了，但是却伤了大脑中枢，成了一个连自己画的图纸都看不懂的"高级白痴"。同时由于中枢受压引起喷射性呕吐，中药西药都无法控制，最后到国医堂找王学成老师针灸治疗。据他自己讲，王老的一次针灸治疗能够控制病情稳定一个月。

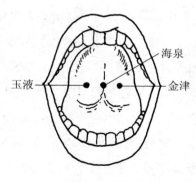

金津玉液穴位置

　　从现代医学角度分析，舌底静脉分属颈内静脉颅外支，而颈内静脉的颅内支则接受来自颅内的脑脊液循环代谢产生的静脉血回流，此处放血直接可以降低颅内压，也就好理解了。但是从腧穴位置来看，金津、玉液穴在舌底左右两侧的静脉处，这组腧穴虽不归属于十四经，但与舌联系的经络却非常广泛，如正经足太阴脾经"挟咽，连舌本，散舌下"，足少阴肾经"循喉咙，挟舌本"；手少阴心经络脉"循经入于心中，系舌本"；足少阴经别"系舌本，复出于项，合于太阳"，足太阴经别"上结于咽，贯舌中"；还有足太阳经筋项部分支"别入结于舌本"，手少阳经筋"其支者，当曲颊入系舌本"；同时还有原文虽未点明，却与舌咽部联系密切的足厥阴肝经"循喉咙之后，上入颃颡"，任脉"循腹里，上关元，至咽喉"。说明舌是多条经脉气血汇集的要冲之处，尤其是少阴心肾和足太阳对舌的联系直接影响脑络的气血运行。通过对金津、玉液腧穴所在位置与经脉联系的分析，我们发现中医对这个位置的认识更加广泛，临床运用这组腧穴治疗脑中风、语言障碍、心脑血管、头痛、口干等多种疾病均有独特的疗效，可见它的功效不只是可以降低颅内压这么简单。

这个案例已经过去30多年，但却给我留下了很深的印象，无论是初操针具为人治病的激动，还是眼见病人鲜血喷涌的恐惧，都让我至今难忘。更加难忘的是王学成老先生治病时表现出的果敢从容，如同临阵统帅的将军一般杀伐决断，与他文文弱弱的外表形成了强烈反差。在国医堂跟诊期间学习的太阳双透、头五针、腹五针，耳穴呃逆治疗打嗝至今还在使用，老先生说的那句话"做针灸医生是需要一些胆量的"也一直影响着我，时刻以"胆大心细"作为自己针灸临床的操作原则，不敢有半点疏忽，但也绝不畏首畏尾，在针灸治疗的道路上一路辗转探究，一路踯躅前行。

朝花夕拾

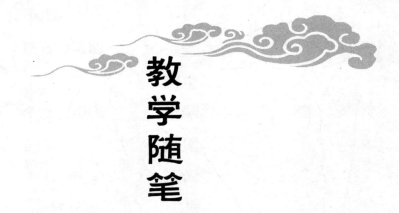

教学随笔

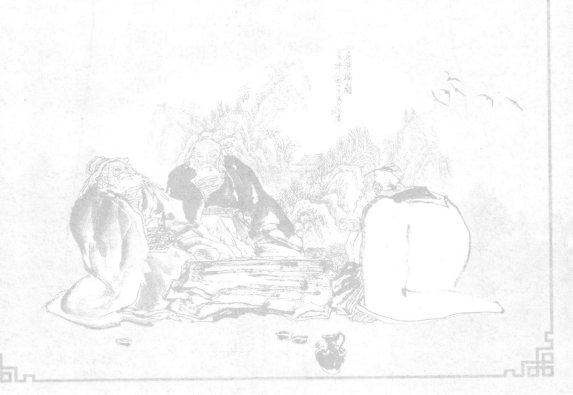

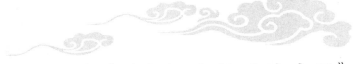

如何读懂《灵枢·邪气脏腑病形》篇中的表里关系

　　微信是近几年突然崛起的一个交流平台，我们讨论学术问题也多了一条非常便利的渠道。王老师说你们赶上了一个好时代，这是交流传播经络医学思想的千载难逢的机会。他老人家在耄耋之年还每天坚持上网，建立"居易谈医"的微信群，与弟子们探讨学术问题。并鼓励我们利用好网络信息交流的便利，抓紧学习，让古人无法做到的中医深入研究与传播在我们这一代得到大发展。

　　我每天都会关注几个中医学术微信群，里面的信息量极大，每每给我很多的思考和学习的启迪。有些微信群还发起了读经典的活动，每天早上都会由群管带头诵读一条古代经典文献。应该说这也是一个很好的学习习惯，但是有时却又感觉不够深入，尤其是在读《黄帝内经》这些先秦的古籍经典时，很少有人能透过文字理解深意，也没有多少人注意到这些经典中宝贵的经络医学思想，读典如蜻蜓点水，无法深谙滋味，实乃一大憾事！

　　一天早上，恰好微信群里小师妹领诵《灵枢·邪气脏腑病形》篇："黄帝问于岐伯曰：邪气之中人也奈何？岐伯答曰：邪气之中人高也。黄帝曰：高下有度乎？岐伯曰：身半已上者，邪中之也；身半已下者，湿中之也。故曰：邪之中人也，无有常，中于阴则溜于腑，中于阳则溜于经。"我在微信中提问，为什么"中于阴则溜于腑，中于阳则溜于经"呢？群里的同仁无人能答，师妹问我答案，我想应该将自己的学习心得与大家分享。这一条经文也是曾经让我困惑的地方。既然人体周身经络相贯，阴阳汇通，就该"中于阴则溜于腑，中于阳则溜于脏"才对嘛。而岐伯在下文中明确解释其中的原由，原文是这样的："岐伯答曰：身之中于风也，不必动脏，故邪入于阴经，则其脏气实，邪气入而不能客，故还之于腑。故中阳则溜于经，中阴则溜于腑。"这里明确地说明了外邪侵袭人体，在阴阳经的化解途径是不同的，中于阴经会经过表里经的环路回到六腑排除，而中于阳经则在本经化解。为什么会有这样的区别呢？因为邪气入于阴经，因脏气实，邪气虽入却不能客，会被阴经通过相表里的阳经转输到腑，排出体外。所以才会是"中阳则溜于经，中阴则溜于腑"。这就是经络阴阳表里关系的更深层的意义，表里经之间的经脉循行环路不仅是相互配合完成各自生理功能的路径，同时也是化解外邪、调节情志对人体伤害的重要屏障。而只有在脏气虚弱时感受外邪才可以直接伤及内脏，所以古人又在经典中进一步叮嘱："愁忧恐惧则伤心，形寒寒饮则伤肺……若有所大怒，气上而不下，积于胁下，则伤肝。有所击仆，若醉入房，汗出当风，则伤脾，若入房过度，汗出浴水，则伤肾。"一定要保证内脏脏气充实，则不会罹患严重病症。

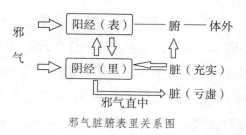

邪气脏腑表里关系图

在微信群中分享完我的学习《灵枢·邪气脏腑病形》一篇的体会之后，群友们纷纷留言，感觉这样读经典才能深刻领会古人的真实含义，也才能对临床实践起到指导作用。就是在这条经典的指导下，我们发现阳经的功能是可以泻实的，当阴经出现实证时，常取其相表里的阳经进行疏泄，而当阳经出现虚证时，则取其相表里的阴经进行补益。这也是针灸临床"阳病取阴""阴病取阳"法则的内在机理。

玉兰花针灸实验

有两名学生要求我补习中医基础的内容，对于刚刚接触中医的中专生而言，中医理论中的很多概念是很难理解的，尤其是古人"天人合一"这样内涵既深外延又广的思想认识，要给一直接受现代学科知识体系教育的学生们讲解清楚是非常不容易的。当我结合自然中存在的脉络现象给学生讲解人体经络的概念，比如山脉、水脉、矿脉，包括植物的脉络走向时，发现学生们眼睛里闪现着好奇的神采和探索的欲望，说明学生们能听懂，而且能够顺利接收我发出的信息。那么植物的脉络对植物的生长到底具有什么样的功能呢，针灸植物也能起到像给人看病那样的效果吗？北京的3月下旬到4月上旬是最好的玉兰花观赏季节，校园里的玉兰树正在次第开放着，引得师生们经常在玉兰树前驻足欣赏。但是玉兰花从含苞待放到盛开、直至凋落的时间却很短，尤其是盛开的玉兰花往往只能保持两三天最美的花姿，遇到大风天，一阵风就会吹落。针灸能否延缓玉兰花开放的时限呢？听了我的命题，两个学生异常兴奋，于是我们开始了这次有趣的玉兰花针灸实验。

3月30日，在学校报告厅的红墙外白色的玉兰花正在盛开。在蓝天白云红墙的衬托下，眼前的白玉兰显得那样圣洁，美极了。我和两个学生选了一朵正在盛开的白玉兰，这朵玉兰花花瓣婀娜舒展，展示出它最美的姿态（见

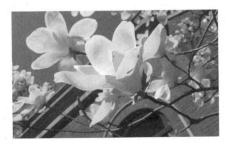

教
学
随
笔

图1），但是仔细观察，花瓣上已出现黄色的锈斑，说明它已经开始衰败了。在这枝花的东侧也有一朵与它非常相似的花朵，学生们把它选作了对比的对象。我开始给花针灸了，仔细观察了花枝的脉络走向后，我选择了树枝分出的枝杈之处和临近花朵的花萼分出的地方下针，边进针边问学生我为什么要这样选择。其实这个问题并不是我们要研究的重点，重要的是我希望学生能够建立起中医认识事物的这种独特而又重要的方法，就是"取类比象"。花朵树枝也像人一样有许多节点，这些节点往往是植物在生长过程中留下的节律现象，对植物生长具有很大的影响，养分的供应通道也容易被截滞在此处。果然，我的问题一出，学生就开始仔细观察我的针灸之处，流畅地阐述他们朴素自然的观点，我心中窃喜，历史唯物主义认识论认为，越朴素的也就是越接近真相本原，也更符合古人对自然朴素的认识。学生还说这些枝杈所分之处就像人的四肢一样，这些分叉应该就是植物的关节呢！哈哈，按学生的话来讲，教材上那些原本枯燥晦涩的理论一下子在我们脑海中活跃起来，那些抽象的铅印文字像有生命力了一样！

　　第二天一早，到校园的第一件事就是去看那朵针灸后的玉兰花，这一天的天色灰蒙蒙的，玉兰花也不如前一天洁白，我针灸后的那朵花依然保持着昨日优美的姿态，但是仔细观察精神头还是稍稍逊色了一些（见图2）。但是接下来的事情让我诧异了，就是昨天那朵被学生选作平行对比的玉兰花不见了，有心人仔细观察我昨天顺手拍下来的照片就可以看出在针灸后的那朵花的左上方有一朵花也发生了很大的变化，昨天原本抖擞盛开的花朵就只剩下三个花瓣了！

　　课间操后，我又去观察玉兰花的变化，一阵风吹过，玉兰花瓣纷纷落下，那朵三个花瓣的玉兰花就剩下一个花瓣了，那朵带着六根银针的花朵依然傲立枝头，坚强的盛开着。学生们都从操场向这棵玉兰树围拢过

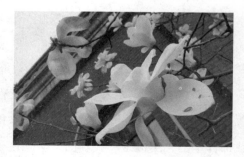

来，兴奋地七嘴八舌地汇报着他们的发现。原来很多学生们都听说了这个玉兰花针灸的事情，昨天晚上，我补课的两个学生还给针灸的玉兰行了针，

他们发现昨晚那朵被当作对比的花已经开始掉落花瓣了，今天早上那朵花就消失了。又过了两个小时，到中午吃饭的时间了，我下楼又去看了一眼玉兰花，果然，那朵玉兰唯一花瓣也已经凋落，只剩下一个光秃秃的花萼，针灸过的玉兰花依然完整，但也依稀看出些萎靡的光景（见图4）。

针灸让这朵玉兰花盛开的状态延长了一天的时间，当天夜里大风到了六级，学生们汇报，花朵还在，但是已经打蔫了，早上我出去进修，路上微信不断震动，学校的学生还有几个老师纷纷发来消息——玉兰花消失了。距离对比花朵的凋落整整24个小时！回到学校之后，学生们和很多老师都在热议这次实验，亲眼见证了这次经历，学生们开始对"经络""标本""根结"这些深奥难懂而且抽象的概念有了生动的认识，并且感觉到这其中蕴含着深刻的道理。此后我们又陆续对红色的玉兰，黄色的玉兰做了一系列的实验，得出了相同的结果。我与几位国外的针灸医生微信交流，他们也曾经有过类似的实验，比如郁金花、玫瑰等，也有相同的结论。

自然界是多么的奇妙，不仅演化生长出万物，形成神奇的五彩缤纷多种多样的生态环境，同时大自然还向人们提供了许多可以揭示自然事物运行规律的生命现象，透过仔细观察自然界的动植物甚至矿物的特点和变化规律，我们就可以揭示很多自然界的奥秘，也同样能够找到保护自然的方法，这种方法同样适合于同属于自然界的万物之灵——人类。我们华夏民族的祖先之所以能够创造出那么灿烂的东方文明，就是靠着"仰观天象，俯察地理"的方法，"参之天地，验之人物"，对人体的结构功能进行了思考归纳而总结出了经络藏象系统，并在临床中不断验证而形成了中医这一独特而又符合自然规律的理论体系，只有了解了古人的认识人体的思维角度和方法，我们才能更接近古人的思想，正确地理解古老而又神奇的中医学，将中华文明积淀了几千年流传下来的宝贵财产继承好，并给后学者以启蒙，让年轻的一代继续发扬光大，这也是中医教育工作者的历史使命。

经络医学的馈赠——来自"经络探察"课的反馈

　　拜师之初，王居易老师得知我在盲校教学，就非常认真地跟我说："你的工作好啊，我收你这个学生，你一定要把经络理论运用到推拿当中。盲人有灵敏的触觉，非常适合使用经络诊察法。我们来一起努力解决中医推拿的理论问题，那是中医很高超的治疗方法，绝不是简单的哪儿疼揉哪儿。"老师对中医推拿的深切关注由来已久，对目前中医推拿缺乏中医理论指导的现状深感忧虑。去过老师诊所的学生，都非常熟悉挂在老师诊所的一幅中堂："一拨见病之应，因五藏之输，乃割皮解肌，诀脉结筋，搦髓脑，揲荒爪幕，湔浣肠胃，漱涤五藏，练精易形。"这是《史记·扁鹊仓公列传》中的一段，描述上古名医俞跗的神奇医术的文字，大多数学者认为他是古代外科的鼻祖，王居易老师却认为这是古代中医推拿所达到的最高水平，他心心念念地期望着这些古代推拿奇术能够在当代重现。

　　缘于这样的契机，从拜师第一天起，我就开始运用经络医学理论教授学生对经络进行诊察，学生们刚一接触这门课就非常喜欢，选修的学生很多。盲生认识事物的途径比较单一，但是他们触觉灵敏，在触摸循推经络时，能顺利地感受到经络缝隙的结构，还能比正常人发现更丰富的经络状态，皮肤的润燥、肌肉的弹性、缝隙的宽窄他们都能比普通人掌握得更快，而且在他们手下经络缝隙内的阳性反应呈现出更丰富的形态，除了结节、结块、条索、凹陷，学生们还能够感知到一些类似沼泽的宣软、潮湿感，气血凝聚的滞涩感等普通人很难感触到的经络状态。能够用他们的特长触摸经络，激发了学生们探索经络奥秘的极大兴趣，他们把这门课叫作"经络探察"，后来这门课的声誉就在校内外传开了，很多毕业生纷纷回到学校要求学习。渐渐的我也感到"经络探察"是一个很有意思的名称，为什么呢？对于中专学生来讲，无论是医学基础还是文化课基础都比较薄弱，要完成一套经络诊察与病机思辨有很大难度，加上经络诊察包括"审、切、循、扪、按"五种方法，审切两种方法盲生基本无法完成，所以"经络诊察"变为"经络探察"有其合理性。五年的教学实践给这一字之别又增加了很多内涵。第一，"探察"代表着探究，在开设课程五年的时间里，学生们有很深的体会，他们在探察了解经络的同时也在探究着人体疾病发展的规律，发现人体经络状态发生变化的同时也在探究为什么会出现这些变化，这些经络变化与复杂的病症表现之间存在着什么联系？学生这样自主探究的学习状态将学生的思维引向深入。第二，"探察"代表着一种探寻的过程，在经络探察的过程中融合了多学科的医学知识，人体解剖、中医基础、经络腧穴、西医诊断、中医诊断等各学科内容有机地融合起来，还原了真实完整的人体结构。但是这个探寻、探索的过程还是非常缓慢的，要形成经络医学理论指导下的中医思辨逻辑和思维习惯需要一个较长的过程。

经过一段时间的学习，终于等到了学生来自临床的反馈。由于学生初步入门，基本是在校内门诊实践，病人都不是很严重的案例，学生在察经的基础上，运用推拿太阴、阳明经解决了很多咽喉疼痛、感冒头疼、面部痤疮、大便秘结等原来用手法效果不理想的内科病症，还在伤科手法的基础上配合经络推拿，大幅度提升了颈椎病、腰椎病的治疗效果，初步尝试到经络探察带来的成功，使学生们的专业学习慢慢开始深入，在对病人进行全面的经络探察基础上，辨析病症与经络异常之间的联系，学生开始建立起中医的临床思维。例如，面对一个咳嗽的病人，学生除了能够发现手太阴的异常，还可能发现手阳明的问题，肺与大肠的表里关系，会得到生动的体现，再去追问病人时会发现病人同时伴有消化不良的病症，所以学生会深刻认识到阳明气机转输异常会阻碍太阴经布化精微的功能，所以治疗咳嗽要表里经同治。如果是肺阴不足的久咳，他们还可以发现足少阴肾经的异常，这就明确了肺肾之间阴液相互滋养的关系路径，而不是空洞机械地解读母子相生理论，学生的思考就这样一点一滴地在经络探察过程中逐渐深入，对中医的理论越来越深入理解。用这样的思维去指导推拿临床，就不再会出现头痛医头、脚痛医脚的机械思维。比如运用心包经的推拿治好了病人的胃胀；推揉少阴肾经，病人的口渴口干瞬间得到缓解；点按少商、商阳可以快速消除病人的嗓子干疼等等；还有一些已经到临床岗位工作的学生发现很多血糖高的病人会在脾经小腿上段出现特殊的结块，推拿脾经能够使血糖降低，这些可喜的发现更加激励着学生们做更深更广的实践探索。

目前接触过这一课程的学生仅有百余人次，随着更多学习者的反馈，这门课程的建设还会更加深入完善，并在更大范围进行推广，让经络医学理论的慷慨馈赠惠及更多盲人推拿专业的学习者，通过更多中医推拿同道的努力，希望古代高超的推拿技术能在新时代重放异彩！

按揉足太阴脾经，解除糖尿病隐患

学校办了一期业务提升技师班，学员是从业多年的资深按摩技师，我主讲的经络推拿课程引起了学员们的热烈反馈。培训班刚结束不久，一名姓巴的学员便兴冲冲地打来电话："王老师，您上课时讲的在经络路线上发现的那些条索啊、结节啊，就能反映病人的身体状态，听着挺新奇的，但是还真是没搞明白其中的道理，这两天我突然开窍了。"我听他这样说，心中窃喜，这个学生一定是有了特殊的实践经历。原来他这段时间接待了几位特殊的病人，在病人身上的经络变化让他认识到经络的重要性。接下来他给我汇报了两个病例。

有一个80多岁的老太太，在为她检查经络时，他发现在老人小腿部的足太阴脾经上发现了大量的筋节，尤其是在地机穴附近，结节很大。经脉的缝隙也有些狭窄，非常不顺畅，他想这不就老师在课堂上讲的经络异常现象吗？他试探着问老太太的血糖情况，结果真是应验了他的预测。老人也非常惊奇，说：你这个按摩师挺了不起的啊，医院大夫还得验血化验才能知道血糖高不高，你怎么摸两下就能知道我血糖高呢。巴大夫有了初步成功体验，自己也很兴奋，他再次仔细检查经络，并且通过手法由浅入深地进行按揉推理，他发现病人的经络反映虽然很明显，结节结块很多，但是这些异常改变并不很深，都浮在脾经的浅层，而且摸上去没那么硬，追问老人血糖高的病史才知道，老人血糖高的时间并不长，去年还没有问题，今年才发现的，而且餐前正常，只是餐后血糖高。他此时突然明白了老人的经络反应为什么呈现出浮浅、柔软的特点，说明病人的病变还在初期阶

教学随笔

段，这一下让他理解了经络气化的含义，经络"内连于脏腑，外络于肢节"，可以直接反馈脏腑气血盛衰，经络结构并非是之前认识的一个虚性概念，而是一个结构生理一体化的客观存在的系统。同样对经络结构的推拿调理也可以直接调节人体的气血状态，使脏腑的功能失调得到调整，这样的治疗越早，效果越好。关键是找准病变所在的经脉，这次治疗他重点调理了病人的脾经，只有半小时时间，那些结块结节就消除了很多，缝隙也顺畅起来。大约治疗了两周，患者的血糖开始变化，原来餐后血糖在吃药的情况下是9.5，现在已经降到6.5。

另一个病例，是他偶尔给朋友的爱人察经时发现的，这个病人没有任何不适，但是脾经上却有很多结块和结节。因为上一个病人的体验，他建议病人不要忽视这个经络反应，建议去查血糖，结果也是餐后9点多。这个朋友一个劲儿地感谢，因为他们从来都没有想过自己的血糖会出现问题，然后他还教给了他们自我按摩调理经脉的方法，自己按揉控制血糖。

学生的汇报让我非常开心，要让古老的经络理论再度进入普通百姓的头脑中，需要更多的中医同道们身体力行。

经络"小神医"诞生记 2 则

故事 1

学生小冯寒假回家，迫不及待要将这个学期在学校学习的经络推拿技术在亲朋好友中试验一番，小冯家是个大家庭，一回家就预约了很多的病人，而且亲友们病源种类很丰富，小姨偏头痛、耳鸣、便秘，妹妹月经不调，妈妈偏头痛、失眠，姥爷胃病，还有二姨家的小表弟背部长了很多疹子，她信心满满想要施展一番身手。可是当大家听了她用经络推拿的方法给大家治病的想法之后却没有得到热情的反馈，主要原因是小冯身体羸弱，打小就多病多灾的，再加上眼睛又看不见，家人实在不能相信她能有什么本领治好大家的病，所以并没有人愿意做她的试验品。还是冯妈妈比较贴心，拿出舍命陪君子的精神来做了女儿的第一个患者，小冯给母亲治疗时引来家人围观，她们看到小冯在母亲头上、手臂上以及小腿部摸来摸去，很不以为然，有人说：这样摸两下就能治病，一看就是骗人的。还有人说：这孩子看着就不太靠谱。

别看小冯同学上课时柔柔弱弱打不起精神的样子，骨子里却有一种不服输的劲头，她也没管别人怎么说。仔仔细细地在母亲的经络上查找异常，她清楚地记得老师在上课时说的要领，病症都是有踪影的，只要找到病症的蛛丝马迹，就能顺着经脉的缝隙抓到病邪的尾巴。冯妈妈偏头痛，她就在母亲的头部经脉进行寻找，果然在胆经的悬颅、悬厘部位发现了很多的条索状结络，看来病变在胆经，循着下肢胆经发现脚上的足临泣有结节，就在这个穴位进行按揉，结果偏头痛的症状马上缓解了，速度之快让小冯同学自己都有些吃惊，可是头痛缓解之后，出现了新问题，冯妈妈说推完经脉嗓子突然感觉很干，这好像是因为经络推拿造成的问题啊，怎么办？小冯想起上课时我讲过一个治疗咽喉病症的案例，因为肾经在走行上"循喉咙，挟舌本"，她尝试着在肾经上寻找问题，发现脚踝部位的太溪穴巨疼而且很硬，其实这个部位表明冯妈的肾经气化出现了明显的障碍，她的病症存在着标本两个方面的病机：本在少阴肾气化不足而出现阳不入阴的不寐病症，继而出现少阳三焦气机郁结，阳热郁阻脑部经络而致偏头痛的发生，这种病人少阳的郁热还会常常导致便秘的发生（后来知道冯妈便秘的毛病已经很久了）。小冯同学初学经络理论还未明就里，但是她的手指触觉异常灵敏而且循察仔细，发现经络异常，她就在太溪处进行了仔细的按揉推拿，等到腧穴处反应没有那么疼的时候，母亲嗓子的干疼竟然同时消失了，这一过程也就两三分钟！最为不可思议的是母亲平时失眠，很难入睡，结果小冯给她推经的这段时间竟然很快就能入睡了，早晨也能睡到大天亮。

　　这简直太神奇了，不仅是小冯同学，家人们也大受鼓舞。首先就是小冯的姨妈，她也偏头痛，马上就成为她的第二个病人，经过检查发现两个人虽然都是偏头痛，但是经脉的异常却有差异，冯妈妈的足少阳胆经和肝经的结块很大，但是手上的经脉却很正常，而冯姨妈的手少阳三焦经和手阳明大肠经的异常却很明显，这又是怎么回事呢？我们可以比较一下两个病例的病症表现，冯妈妈偏头痛伴有失眠、耳鸣还有便秘；冯姨妈偏头痛伴有眼睛胀痛、发黏，同时也有便秘。结合经脉异常，冯姨妈的病症应属少阳三焦火盛，偏实证，临证应着重选取手少阳经、手阳明经，同时配合同名的足阳明经、足少阳经，加强阳热之邪的消散。而冯妈妈的病症则有虚有实，应当滋养足少阴肾经、足厥阴肝经配合足少阳经、手少阳经，疏风散热。这就是医生在临床遇到病症应用经络理论必须要做的两件事：一是经络诊察，二是症候结构的分析。当然小冯同学刚开始学习，完全掌握这种临床思维是不可能的，但是她有自己灵敏的触觉优势，又在经络诊察的指导下，她已经有了经络推拿的正确方向，虽然这个方向暂时是朦胧的，但是将来一定会越来越明朗。小冯治疗偏头痛的两个成功案例大大增加了她在亲友们中的信誉度。大家对她的治疗方法从怀疑开始变得感兴趣起来，接下来她接手了一个难度颇高的案例，这就是冯姥爷。

姥爷的头上靠近后脑勺部位有个包块，比较疼，这个部位相当于足太阳膀胱经的位置，小冯就顺着膀胱经找到小腿部跗阳到昆仑一带，在这里她有了重大发现，这一带结块很多也很大，同时她诊察了足少阴肾经，发现在水泉一带有较硬的结节。根据这两个发现，小冯确定了治疗方案，仔细推拿了膀胱经和肾经，时间大约是两个小时。这次治疗的效果除了姥爷后脑勺的包块明显变软不疼以外，还有一个效果是老人预先没有说的问题，就是小便顺畅了很多，原来老人患有严重的前列腺增生，一次小便需要10多分钟，而且伴有小腹部的疼痛。经过推拿治疗之后，小便明显轻松顺畅了许多。另外还有一个有意思的情况，老人家还觉得平时老花眼也不那么严重了，居然连续几天看手机都忘记带老花镜了！在这些神奇疗效的鼓励下，姥爷提出让外孙女看看自己多年的老胃病，姥爷胃病严重，总觉得烧心，吃东西之后经常胃胀，有时吃的不合适甚至还会呕吐，平时嘴里也感觉有反酸和苦的味道，还有就是便秘，很多天才能解大便一次。她仔细检查了他的胃脘部，发现病人下脘部连同脐周部位都很硬，按下去也比较疼，同时在胃经和胆经的小腿部也有一段比较硬，小冯就重点推拿了胃经、胆经、肝经，还有腹部，主要目的是将硬结部位揉散，其实小冯同学很瘦弱，手上的力气不是很大，但是她给家人按摩时间比较宽裕，心情也比较放松，揉得很细致。结果姥爷在治疗之后很快就排除了一次很黑的宿便，量也比较大，从那以后就没有再出现烧心、饭后胃堵胃胀的症状，而且在她治疗的那段时间里每天大便都很通畅。

小冯同学寒假的后期已经变得异常繁忙，在家中的地位也十分重要了，每天都有五六个亲戚来串门，当然主要目的是来找小冯诊病治疗，她觉得自己的手指已经疼得都麻木了，但是心中的自信和自豪却与日俱增，她开玩笑似的问家人们：你们现在信了吧，还觉得我是吹牛吗？家人们对小冯既赞叹又信服，纷纷点头称赞，觉得小冯学到了真正的治病本领，家族里最权威的姥爷平时不怎么说话，但是这次的特殊的家庭治疗的确让他深有感触，看着这个身有残疾却认真钻研医术的外孙女，老人家赞赏有加：你用的这个方法真好，我外孙女的医术可以称得上是神医啦！哈哈，我们的经络"小神医"就这样诞生了！

故事 2

20 岁的藏族姑娘阳阳被自治州政府选送到北京来学习推拿技术。一进校园，新同学新环境让她新奇兴奋，在感受到学习压力之外，还有一种从未有过的幸福感。虽然我还没有给她上过专业课，但是她阳光般的笑容还是给我留下了很深的印象。

2019 年秋季开学，应同学们的要求，我主讲的"经络探察"课由选修课转为向全体毕业班开放，五年来这还是第一次。由于参加过课程学习的学生们之间互相传播，加上学校领导对课程的高度重视，"经络探察"课在学生们心目中的地位得到极大提升。

每到开学季，我都会在第一天向学过经络探察的同学们提问："你在假期中做过经络探察吗？""你们在推拿中用到经络理论了吗？效果怎样？"动手实践是掌握经络探察技术的关键，也是逐渐掌握经络推拿技术的必经之路，所以凡是能利用假期参加临床实践的同学都能有明显的提升。在阳阳同学所在的班级授课时，之前并没有选修过"经络探察"课程的她高高地举起了手，我很惊讶，想听听她的经历，她站起来，说话声音还有些激动："老师，我原来假期也会去按摩店打工，用的是普通推拿方法，但是我感觉经络推拿要比普通推拿效果好很多！"我笑着问她："你还没有学习过经络推拿呢，怎么知道效果好呢？"阳阳更激动了，但是语气却很自信："我这个假期用的就是经络推拿啊，我治好了很多病症，也有很多发现，比如咳嗽的病人不仅在肺经上有很多结节，还会在背俞穴附近发现小的条索和结节，把这些结节揉散推开，咳嗽很快就减轻了。我还治疗了好几个脾胃不好的病人，还有月经病，抑郁症，效果都非常好！"看到我惊讶的表情，其他参加过经络探察学习的学生纷纷跟我解释："老师，阳阳特别认真，每次我们上完课，她就让我们在她身上做，给她补课。"阳阳补充说："我们班主任也给我们讲了经络结构，还教给我怎样找经络的缝隙。"有一个男同学接着爆料："老师，阳阳假期挣了 8000 多元钱，老板还请她为店里的员工做了技术培训呢！"学生们七嘴八舌说的这些话，却让我深感震惊，我近些年一直在推广经络医学在推拿领域的应用，但是由于学生的数量少，比较完整有效的推拿案例还非常少，更缺乏多病种案例的积累，阳阳刚才所说的这些病案非常有意义。

课下我和阳阳做了深入的交谈，仔细观察了她所用的经络推拿操作手法。发现她的操作方法和治疗案例，对于经络推拿的初学者有很强的借鉴性。

第一，手法细致，注重胸腹背腰部的治疗

阳阳同学个子小，手也不大，从这点看她本不具备一个优秀按摩师的身体条件，但是她很有悟性，手法灵巧，她在大的部位和经络缝隙使用手掌、肘部进行操作，加强推拿的力度。而在一些局部缝隙狭小的部位，她利用自己手指柔软细小的优势，深入到很狭小的肌肉缝隙中进行推拿治疗，这样就能有效疏解病灶较深的部位的气机郁滞，而运用普通推拿则难以达到这样的层次。为了加强推拿的效果，每次治疗她都使用少量的精油做润滑剂，在经络缝隙里反复循推、按揉、拨理，手法细致而贴实。治疗时间相对较长，一次治疗大约在 2 个小时左右。

第二，诊疗结合，重视每次治疗后患者经络状态的变化

每次给病人治疗，阳阳同学都非常重视对全身经络状态的诊察，分别从浅、中、深不同的层次了解肌肉缝隙里的形态改变。她发现前来治疗的患者大部分经络状态都是有问题的，而且经过一次推拿之后经络异常的状态会发生快速改变。她还发现一个奇怪的现象，就是在第二次治疗时，患者在第一次诊察时发现的经络异常消失了，而原来没有异常的地方却又出现了新的结节或者结块，这又是为什么呢？（如果你也是经络推拿的爱好者，能不能回答这个疑问呢？）同时在经络异常发生改变的同时，患者的症状也出现了变化，这些变化有时是慢慢出现的，有时却非常明显和迅速，这种快速的反应让人惊讶的同时，也能大大地增强推拿师的信心。

第三，疗效显著，表现出经络推拿的强大功效

经络推拿往往会在第一次治疗后就产生效果，尤其是病症比较明显的

患者。比如说正在发作的疼痛，刚刚出现的咳嗽，抑郁症患者的胸闷憋气，以及长时间的腹部硬结，四肢冰凉等症状，经过一次较为全面系统的经络手法调理，这些症状往往可以快速得到缓解。对于临床工作而言，疗效是硬道理，这也正是学生们争先恐后学习经络推拿的原因。阳阳同学假期遇见的病人非常典型，经过诊察发现了很多的经络的异常表现，将这些经络的瘀滞细致地揉开推散，病人的症状随之得到很大的改善，疗效超出普通的推拿方法。

　　阳阳同学跟我汇报的一个案例引起了我的注意。女性患者，30岁。主诉：闭经3个月。患者3年来由于家庭原因导致情绪不佳，不愿与人交谈。继而出现食欲不振，胃肠基本不怎么蠕动，大便不通畅，3天一次。同时还有怕冷，四肢不温的症状，3年来月经量越来越少，颜色很黑。3个月前突然出现闭经，经过中医针灸中药等多种治疗，效果不佳，情绪症状更加严重。就诊时，阳阳给她做了细致的经络探察，患者手足温度很低，手足厥阴、手足少阴、手足少阳、足太阴、足阳明等多条经脉都有结块、结节，但并不严重。胸腹部触诊发现腹部很凉，脐周有很大硬块，按压腹部未见肠蠕动。背腰部触诊发现的问题更多，右边背部明显高于左侧，肋间隙里面充满了结节，连接成片状。

　　由于患者经脉之中的问题很多，所以阳阳第一次推拿治疗的时间很长，在推揉背部肋间隙以及四肢经络缝隙内结节时，患者也感觉非常疼。第二次治疗，患者症状没有明显变化，但是四肢和腹部的温度都提升了很多，这时出现了比较起奇怪的现象，患者胸腹部、背部的经络异常改善的同时，手足经脉的异常却变得更加突出了，尤其是足太阴、足厥阴经的异常最为明显，于是第二次推拿她把四肢部做为治疗的重点部位。第三次治疗，患者四肢经脉缝隙内的结节明显变软，推起来也不感觉那么疼了。最重要的是患者的情绪有了很大转变，大便开始顺畅起来。从第三次治疗开始，每次治疗完患者都会大量排气。这样持续治疗到第六次时，距离第一次推拿大约过去了10天，患者的月经来了，虽然量不多，但是却使她消沉的情绪大为振奋。第二个疗程，两三天治疗一次，患者全身的温度已经恢复正常，情绪也明显好转了，第二个月月经按时来潮。此时，暑假已经结束，阳阳回学校后继续与患者保持微信联系，第三个月患者汇报月经依然按时到来，量也比前两次多了一些。这个案例给阳阳同学很大的鼓舞，也帮助她在按摩中心树立了很高的威信。

分析阳阳的推拿治疗也存在很多问题。例如，对于经脉异常之间的生理、病理联系没有进行系统的辨析；治疗经脉过多，时间过长，重点不突出；治疗经脉之间缺乏配伍，没有系统计划推拿经脉的先后顺序以及治疗疗程等。但是这些问题对于一个初学者而言实属正常，随着案例实践的积累，以及对病人经脉气化状态的认识逐渐深入，阳阳同学的治疗思维和操作技术一定会得到完善和提升。阳阳同学在经络推拿实践中不仅尝到了成功的喜悦，还同时找到了自己努力的方向，她对专业课的学习更加用心，还找出学过的《中医基础》《中医诊断》《人体解剖》等教材，结合经络理论加深对中医西医各学科知识的理解，在经络理论的引导下，她对中医整体观念、辨证论治的原理和特点已经不再是机械的背诵理解，而是化为了对临床诊断治疗思维的强大理论支持。

最后，我们来讨论一下阳阳提出的那个疑问。为什么在经络推拿的治疗期间，每次经脉的异常表现都会出现变动呢？这就是经络气化状态被改变后产生的现象。上面这位闭经患者在第一次治疗时，腹部和背部肋间隙郁结严重，但是四肢经脉里的结块结节并不突出。在经过第一次手法治疗后，患者腹部硬结变软，四肢温度提升，周身的气血循环顺畅起来，经络气化状态随之发生了很大的调整，经脉内的能量物质重新分布，郁结日久的积滞也在四肢部位显现出来。所以临床治疗的重点并不在于那些显现出来的经络异常现象本身，而是要把改善经络气化功能作为治疗方向，从而恢复经络"行血气而营阴阳，濡筋骨，利关节"的生理功能。

教学随笔

按：经络小神医的故事激发了校内外许多从事推拿专业的学生、技师和医生学习经络医学的热情。读者反馈："读了经络小神医的故事，感觉自己也能够掌握原以为深奥难懂的经络理论，更加坚定了我从事中医推拿工作的信心"。虽然经络医学有着恢宏博大的理论体系，但却有明确的路径和气血转输的规律，并非玄妙晦涩、高深莫测，只要认真实践，每一位学习者都能够入门，只要持之以恒，每个人都能获得专业成长的成就感。

推拿是一门上乘医术——写给即将走向临床的毕业生

　　小龙是我校前几年的毕业生，年纪二十有余，推拿医术却达到了上乘水平，尤其是他松筋整骨的手法，不做任何扳动，施术精细柔和，又深达筋骨，既安全又行之有效，不仅得到广大顾客的认可，也得到了可观的经济回报。小龙很快在北京成家买房，还能够保障自己农村父母双亲的生活，免除他们劳作辛苦，让同行佩服之余，更想了解他的推拿技术特点。我对小龙推拿手法的了解是从他给我治疗腰病开始的，我的腰椎受过伤，时常疼痛，但由于一直有钢钉和钢板的障碍，一般的推拿医生都不会轻易触碰这个禁区，但是小龙在处理我的腰病过程中却显露出他不一般的临床思维和高超的施力技巧。

　　首先，他在腰部治疗的层次非常分明，他不仅能够凭借他敏感的触觉摸出腰部复杂的肌肉筋膜之间的层次关系，比如钢钉与周围软组织之间发生的缠绕，还能够通过他出色的指力将不同层次软组织之间的缠绕紊乱瞬间调理归位，凭着这样清晰明了的思路和技术，他解决了我多年来腰椎钢钉与周围组织之间的粘连，我感觉多年来钢钉对腰部的刺激感顿时消除，效果还非常稳定。

　　其次，他的治疗始终贯穿着中医思维，治疗完我的腰椎之后，他让我翻过身来，点太冲穴，这让我非常惊讶，问他是怎样想的，他说，肝主筋，您的筋骨长时间得不到气血的濡养，弹性比较差，一定要加强肝气的补充。一般学生在推拿时不太重视经络腧穴的应用，最多也只是点一点委中，帮助疏利一下腰部的气机。而小龙却不仅用到脏腑理论，还能够对经络腧穴的性质有这样深刻的理解和应用。他经常深有感触地跟我说："老师，您知道我手底下揉的是什么吗？"不等我回答他就紧接着说："我这揉的全是理论啊，中医基础理论，经络腧穴理论"。"可是我的很多同行们却不会用，更对这些气血阴阳的概念没有感知，我看着他们的那种机械的治疗，心里很是着急！"

最后，还有一点就是做推拿工作必须重视自身的体能练习，我所认识的出色的推拿师都有自己的练习方法。有人练功，有人跑步，还有人会有自己的专项体能训练，小龙为了练习指力，主要用的是指卧撑训练，最后甚至能够单用拇指指卧撑，一口气30多个。所以他的拇指力道很渗透，能够在不同层次中解决软组织的筋节，看过小龙按摩的推拿行家都深为他的指下功夫所折服。

由此可见要将推拿医术修炼到上乘境界，对于青年学子来讲并非高不可攀，但必须是在下一番真功夫之后才可以言及。一是要在中医推拿基础理论上下功夫，对人体结构、经络气血运行的规律认识清晰，对疾病的临证表现、病因病机以及经络气血虚实状态了如指掌；二是要在手法基本功上下一番苦功，使推拿手法兼具渗透、技巧、柔和之性，真正做到蓄气于掌，以意领气，随时了解手下经络气血筋骨的运行变化，有针对性地进行推拿治疗。推拿是最近距离接触人体的医疗行为，医生能够全面了解到人体生理病理状态下的气血运行的第一手资料，也最容易感知疾病的所在层次和交汇路径，通过手摸心会，调节气血，恢复经络脏腑的正常生理状态，是一门可以"妙手回春"的上乘医术。

辨经分析，如解方程

经络医学的治疗理论包括诊察经络（察经）、从异常经脉中确定病变经脉（辨经）、选择治疗经脉（选经）、配伍针灸腧穴（配穴）四个核心内容。在教学过程中，辨经对接是最难的一环，怎样解读辨经的思维逻辑呢？我在教学中尝试运用解方程的思路，可以帮助学生较为顺畅地理解这一环节。现以在课堂会诊的两个病例做示范。

病例1：女，36岁。主诉：嗅觉丧失4年余。病史：4年前由感冒引发病症，鼻塞流涕症状好转之后，感觉鼻子嗅觉没有完全恢复，后来症状逐渐加重，伴食欲不振。舌红苔薄，脉沉弱。

经络诊察：双侧手太阴经异常，尺泽有较大结块（右）、串珠样结节（左）。列缺到孔最增厚并敏感压痛。足太阴经的阴陵泉穴处有结块、三阴交穴处有大结络，右足少阳经有结块（追问右侧颈椎不适），足太阳经头部通天穴处有结节，足阳明经上巨虚至足三里穴处有大结块，追问大便不通，三四天一行。

根据经络诊察与病症表现，列出以下对应关系：

在辨经分析过程中，可以让学生以经络诊察为线索，首先将主症及其相关联的发病因素，形成逻辑相关性，将各种混杂在一起的病症进行条分缕析，合并属于同一病机来源的症候，形成具有内在联系的症候结构。比如病例1中主症嗅觉丧失，伴鼻塞、食欲不振同属太阴气化不利，经络诊察发现的太阴经明显异常为医生的诊断提供了客观有力的依据。在经络诊察过程中我们还发现病人的足阳明经也有明显的结块，而且位置在上巨虚

经络医学研习录——医话故事

穴上下，追问大便多年来一直不通畅。可见阳明经气转输不畅与太阴经气输布失畅有相互关联，逻辑学中，这是一个病症归因的过程。

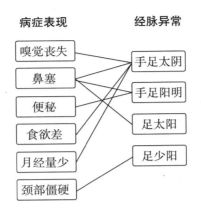

其次，比较复杂的疾病往往间杂有两种或两种以上的病机，在辨经分析的过程中要尽量将属于不同病机来源的病症进行分析剥离。就像是多元方程的解析，要将多元方程分解为多个一元一次方程的组合，这样求解就容易了。病症解析有些很好辨认，比如前面嗅觉丧失案例中所发现的右侧少阳经异常，检查发现头项部右侧肌肉僵硬。这一病症很明显属于不同的病机来源，就本案来看要将少阳异常与太阴阳明异常剥离出来，另做处理。但是临床很多病程较长的病症，病机交互间杂，剥离剖析不是很容易，有时需要在治疗过程中反复诊察辨析多次方可确认。

病例2：女，50岁。主诉：右侧低频耳鸣2月余。病史：两个月前因感冒出现右侧"嗡嗡"样耳鸣，耳鸣声低，害怕男声。

初诊时学生们检查经络，发现右侧手少阳整体僵硬、多处结块伴明显压痛，同时右侧头颞处有很多条索，触压痛感明显，询问右侧偏头痛正在发作。根据经络诊察与病症表现，辨经为风热循少阳上扰，导致耳鸣与偏头痛发作，选择少阳经为主进行治疗；二诊：耳鸣症未减，察经右侧少阳经的异常几乎消失，头颞侧条索已明显减少，压痛已不敏感。追问病症变化，偏头痛症消。仔细察经：发现手足阳明经异常突显，病人发病以来大便一直不正常，时干时溏。舌苔厚腻。此时，我们才发现，此案的低频耳鸣应与病人肠道功能失常相关，由于阳明经失其降浊功能，导致耳窍受阻，与偏头痛的少阳气机阻滞属不同病机来源，当析而治之。进行病机剥离之后，本案被分解为少阳气机瘀滞偏头痛与阳明失降耳鸣两个并列症候群（如图），少阳病症既已缓解，二诊就以调整阳明气化失常为主要治疗方向，经过两次治疗病人耳鸣明显减轻，可见辨清病机来源对于临床的重要性。在经络诊察的引导下，这个辨识解析的过程，与数学解方程的逻辑非常相似，学生们理解起来更加形象，也更容易掌握。

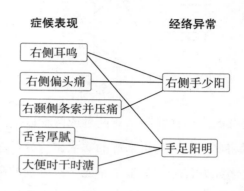

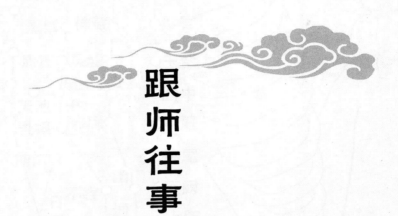

跟师往事

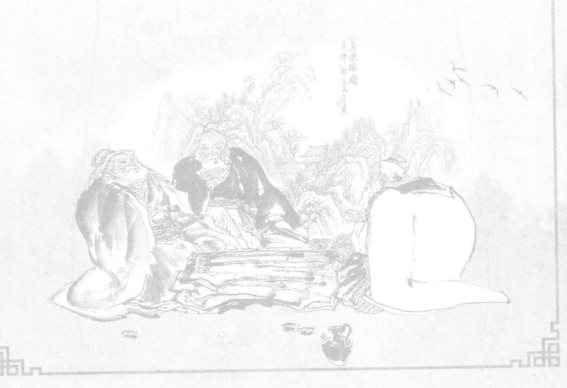

喷雾器的原理——太阴气化模型

学习经络医学理论最难理解的就是经络气化，因为经络气化理论既看不见摸不着，在思维逻辑上又与现代思维差异较大，很难让人一目了然。所以这部分内容在教学时也是难点。但是王居易老师在讲解经络气化理论时却表现出极高的教学智慧，让学生瞬间就能理解那些沉寂在古籍中的深奥道理。

试举太阴气化的例子来说明。太阴气化的特点是布化水湿，需要肺脾两脏的配合，完成水湿在人体的布化过程。《素问·经脉别论》曰"饮入于胃，游溢精气，上输于脾，脾气散精，上归于肺，通调水道，下输膀胱，水精四布，五经并行"。肺脾两脏一上一下，两者是怎样联系的呢？如何理解两者在布化精微功能上的配合？我们原来在学习中医基础理论的时候，对肺脾两脏关系的说理比较生硬，就是所谓的母子相生关系，除此之外没有多少证据证明两者之间关系密切。但是二者在经络路径上联系却非常清晰，肺经起于中焦，下络大肠，而脾经运行则从足大趾开始，沿下肢内侧到腹腔、胸腔，如果把它架构成一个模型，这个模型就是脾在下，肺在上，脾运化精微上输给肺，通过肺的宣发，把精微布散至周身。

一天老师在讲到太阴气化功能时，忽然跟我说："去把卫生间的喷壶拿来。"就在这一瞬间我的思维一下就兴奋起来，对啊，这个太阴模型与喷雾器的结构多么相像，如果要把喷壶内的水液均匀喷洒出去的话，就需要从上面向喷雾器内打气加压，压的空气越足，喷出的水液越均匀。在太阴气化中肺和脾的关联就是这种结构。临床上经常见到的水湿停聚、下肢浮肿沉重，都有可能是太阴气化失畅，水液代谢不能正常转输的病机，这时配合用手太阴经和足太阴经来调整太阴气化，比单用足太阴脾经治疗疗效会快捷许多。

　　在老师门诊我曾经见过一个 63 岁的女病人，病人来时要求治疗耳鸣、血压高。经络诊察时，发现病人足太阴经郁结非常严重，追问病人下肢感觉，自述走路双腿沉重，老师随即用了尺泽、阴陵泉这组改善太阴气化的对穴，留针 20 分钟，我给病人起针后，病人下地就兴奋地说：我的腿怎么这么轻快啊，好久都没有这种感觉了。我当时很奇怪，怎么只有这样简单的腧穴组合，却会有这么强大的疗效呢？我们都知道《素问·至真要大论》中的病机十九条记载："诸湿肿满，皆属于脾"，所以多数人只知道化湿要健脾，却不知道太阴化湿行气的功能必须要手足太阴配合，在肺和脾两脏的协同作用下，人体的水湿才可以正常布散。

王居易老师毫针手法再现

　　毫针取效，手法太重要了，同取一穴，有人疗效极好，有人几无变化，为什么呢？奥妙尽在取穴与行针手法之中。

　　我师从王居易先生两年有余，亲眼目睹老师应诊千余人次。师每诊必细问症候，详察经络，遇有疑难则必反复揣摩、诊察，而后常见其闭目思考，须臾之间写出针灸处方，配穴往往在三五穴之间，突显精少。临证吾师有其独特的取穴手法，必于皮、脉、肉、筋、骨五节之间反复揣摩穴道，并观问病人所感，穴道应手方才下针，偶有失误必拔针重刺。诊后讨论症候特点、辨经对接及选经配穴的临证思路跃然而出，与平日老师所授之理皆相呼应，令学者茅塞顿开，思维畅达。唯余针法一项，很少论及。两年多来，尝闻多人问及于此，师均摇头，或笑而不答，或简略答复："余对此所感不多"，从未做过更多论述。乙未年仲夏时节，师竟专门提出两个病例讨论，并为学生亲自演示针法，又命我作文记录，甚是难得。师当众针法教学仅此一次，此后再未提及。

　　案例：患者 60 岁，女性，腰部及双侧下肢自觉发凉，怕风 3 月余。两月来经过针灸治疗 4 次，症已明显好转，唯余右侧腰及下肢凉感未除，膝关节以下尤甚。师为其在环跳行针法，此症属阳虚，须行温补针法，即师早年所做《毫针逸话》一文所述寻、求、抚、恋之法。观者见老师凝神聚气，手指徐徐行针，或提插或捻转均幅度较小，其他并无神奇之处。行针两三分钟，患者开始出现细微针感，留针几分钟后，渐渐感觉一股热流传至足。此热感起针后一直保留两三小时，患者右侧腰及下肢凉感自此顿消。

针法解析：为使弟子更好理解温补针法的行针要点，王师特做针法演示。侨君跃起做模特，师笑云所谓寻、求、抚、恋之法，必须谨慎行之，双手配合，即古人所云：手如握虎，如履薄冰，左手揣按，紧压其穴，令气勿散，右手紧捏针柄垂直挤入，令患者无痛或少痛，针下沉紧之时，谨守其机，勿失其气，此时才可再行针法。说罢为侨君手三里进针。侨君云：针感在局部未行。师遂在手三里穴道上下循切按压，并以小锤轻叩，行催气之法，此后再行提插，针感循经感传至腕。当此时，忽见老师凝神屏气，手紧捏针柄做拇指向前单向捻转，并顺势向下推送。有间，侨君言有热感徐徐传递。师解释，当指下感觉沉紧之时要守住经气，待其气充，针下沉紧之感较强时，再做单向捻转，幅度在 60°到 90°，针下缝隙处有微微缠绕叩合之感，乃顺势轻轻推送，便不再行针，使经气自养，穴位处的轻微缠绕可自行恢复，不必多虑，在此过程中常常出现热沿经徐徐感传。上述手法看似简单，也需勤加练习方可获效。

回想一年前整理《经络医学概论》书稿时，老师嘱我再仔细阅读《毫针逸话》一文，仔细揣摩"经气运行"的精妙之处。今余再次问及针法之道："针灸治病之效，其效在穴，或效在针法耶？"师曰："效在穴更多于针。"吾师曾反复言及针灸起效最重要的因素在于识症辨经的精准、选经配穴的恰当和穴位结构的摸认清晰，最后才是针法的轻柔和缓。如若排除针法的作用，只要能够针灸得气，没有粗暴行针，疗效依然可以显现。可见老师对针刺手法的作用非常重视，但又颇为客观！针法流派繁杂又颇具神秘感，吾以前曾多次试验"烧山火"等著名针法，行六九阴阳之数，却屡遭失败打击，而笔者以师所言在自身尝试却多能再现，可见其言之诚！

王居易老师针法教学实录

前一篇文章曾经提到，在跟师学习过程中，王居易老师很少跟弟子们提到针法。实则是对针法的态度更加审慎。从 2015 年开始，我因为距离老师比较近，所以承担起给老师针灸治疗的任务，不论寒暑，老师和我只要在京，从未间断。在前后两年的时间里，我深切体会到老师对于针法研究的精细探究，以及对后辈弟子学术成长的殷殷期盼。2015 年暑期，老师开始在弟子学习期间不断提到针法问题，并在治疗时与我讨论具体的针法操作，涉及进针力度、角度、层次，行针的指法、频率，针感的引导、控制等诸多方面，笔者在此总结精要之处，以文志之。

第一是精细揣穴。王居易老师对腧穴结构有深刻的认识，他反复强调准确取穴是产生针感的前提，临证每穴必经反复切循揣摸才确定进针位置。在给老师针灸时，对于每一个腧穴我们都是在反复揣穴后确认，比如胞肓穴，这个腧穴平时比较少用，但是我在反复摸认时，能够感觉位置是在骶骨外侧边缘的凹陷处，同时老师也能感受到不同于周围的特殊酸痛感，在这里进针可以出现细微的串麻感直达足跟，但是如果仅仅按照标准取穴，却仅有酸胀，失去了应有的感传。腧穴是在皮脉肉筋骨这些有形组织的结合部位，是由于组织交错分支而形成的特殊结构，临证反复精细揣摸让老师更加确认了这一点，同样也用这样的标准要求弟子。老师还认为腧穴会因为个体差异以及病变性质发生变化，就是在同一个人身上也不会一成不变。所以每一次临证取穴必须反复循摸，没有出现满意的针感，一定要重新确定位置，拔针重刺。

第二是进针方法与进针层次。进针是刺法中的第一步，往往也是考验针灸医生基本功的一关，进针快不疼被认为是进针的法门。但是每个人都有自己的操作体会。老师平时用针多为30号，进针基本不疼。我们在旁观察，他进针若闲庭信步，不急不缓，没有突然进针的迹象。第一次给老师针项后天柱穴，用手分拨理筋，摸到棘上韧带边缘与肌肉之间的缝隙，找到穴感，就在进针的瞬间，我突然听老师说道："捏紧针柄，手如伏虎。"我猛然捏紧针柄，针尖顺势刺入，进皮瞬间竟丝毫没有阻力，如行云流水，水到渠成。这时老师说："非常好，没有一丝痛感。"我记得电影《叶问》中有一画面，就是师傅给徒弟传授武功时，师傅默念口诀，徒弟就能完成平时不能完成的高难度动作。其实从某种程度上看针灸技法之精妙与武功类似，复杂之处更甚于武功，功夫修炼更加需要有明师在旁指点迷津。老师在很多场合反复讲授过他对进针法的体会，老师认为进针不仅不能快而且还要慢，精神要高度集中，神意与指下合力挤入，这与《灵枢·九针十二原》"持针之道，坚者为宝。正指直刺，无针左右。神在秋毫，属意病者"所述含义高度相合。腧穴是一个缝隙凹陷结构，要让针尖在外力作用下挤入，可以最大程度减少对腧穴周围组织的损伤，还能保证有效的针感。尤其是在一些要害部位进针，比如眼球、脏器边缘，就更需要这样手如伏虎、如临深渊的操作方能避免事故的发生。

进针之后需要到达相应的层次，这和进针角度有关，也与指力的控制有关。有时腧穴选择正确，角度出现偏差也会影响针感，甚至会产生"别针"（即针与周围软组织的位置关系交错，产生缠绕、滞针）的不适感。但更重要的是针的层次与腧穴结构、腧穴气化状态相关，怎样在这三者之间找到最佳层次，需要反复在实践中加以体会，对此还是需借助典籍说明，《灵枢·九针十二原》云："夫气之在脉也，邪气在上，浊气在中，清气在下。故针陷脉则邪气出，针中脉则浊气出，针太深则邪气反沉，病益甚。"

第三是针刺刺激量与行针法。我在临床对于针灸刺激量总是掌握不好，有时会刺激过重产生类似电击样的感传，有时却又不能达到应有的针感。对此王老师非常形象地启发我说："就如同你在给我挠痒痒，抓挠的位置是对的，但是却不解痒，为什么呢？"他非常善于启发学生，这样的问答好似与针法无关，但却可以瞬间让我们的大脑活跃起来。谈笑之间，我跟他一起说"一是挠的力度不够，二是挠的指法不对"。老师说话总是一语中的，直白的陈述明确指出我在行针法上的欠缺。那么怎样调节行针的力度呢？对于毫针就是运用提插捻转，调节捻转的幅度、频率，提插的速度和深浅，比如头背部的腧穴不适合大幅度提插捻转，就要在捻转的频率上下功夫，老师的要求是在均匀力度的前提下越快越好，因为均匀可以保持毫针针体紧贴在腧穴内的膜结构上，快速捻转则可以最大程度的调动腧穴内气血运行。而在肌肉比较丰厚的部位，比如脾胃经、膀胱经大腿、小腿外侧部位的腧穴，就需要反复提插增强刺激量，但是在行针之时，针体始终要贴紧肌肉缝隙内的特殊部位。而说到补泻之法，在《灵枢·九针十二原中》留下"若行若按，如蚊虻止，如留如还，去如弦绝……"老师承认这样朦朦胧胧欲说还休的文字很难理解，也许是因为其间的道理很难言传吧。说到这里，我想起老师平日里经常讲的一个例子，他说针灸就像艺术家拉小提琴，在外行手里发出的是刺耳的杂音，而在艺术家高超的指法演奏下，弓弦摩擦产生的却是美妙动听的乐曲，其中又包含了不同的艺术家所表现出的音色，洪亮而又丰满的力度，极具穿透力的音量还有艺术家抑扬顿挫、张弛有度的控制力，这些说的不正是针灸的行针之法吗？当下的针灸界有些人将针灸比喻为小技，或简单粗糙的"插秧式"针灸，或粗暴刺激的"抽搐式"针感，与此相比，二者间的区别不是高下立见吗？

从以上三点来看，针法无一不与经络腧穴的结构、气化功能状态相关，针灸临床只有在全面了解经脉气血的运行状况，把握正邪虚实状态的前提下，才可以运用适当的针法精准调控，"故曰：皮肉筋脉，各有所处。病各有所宜。各不同形，各以任其所宜，无实无虚。"针法精微，其理难明，这应该也是老师在教学中很少提到针法的缘故吧！

针乃理之渊微，须至人之指教——
"验方秘穴"揭秘

　　针灸处方是针灸临床解决病症的治疗方案，学习针灸的早期我和大多数同行一样，对"秘穴验方"情有独钟，书柜中摆了很多这类书，但是在临床使用这些所谓的验方验穴之后，却很难灵验，不禁大失所望，认为这些东西不可靠，便不再迷信。王居易老师更是主张不要迷信"验方""验穴"，但是却又非常尊重古代经典中对于腧穴配伍留下的宝贵经验，汲取养分，针对经脉气化状态形成了许多行之有效的针灸对穴，老师师古而不泥古的科研态度在学习针灸的过程中有很大的实际意义。

　　在对古典医籍针灸处方的学习中，王老师对《针灸聚英》所记载的《百症赋》情有独钟，很多临床常用的对穴都来自于此书。王老师深入思考结合临床反复实践形成了很多精简的针灸配方，老师称之为对穴。对穴的配方只有两个腧穴。虽然配方简单，但所治病种并不局限。因为这种配穴不是针对症状和疾病，而是针对病机，所以可以广泛适用于病机相同的各类疾病。可以说对穴是王居易老师针灸临床的一大特色。弟子们一直好奇老师这样的学术思想源于何处，又是如何凝练而成的，但很明显这是一个不好发问也不好作答的问题。

　　有一天门诊来了一个病人，主诉头顶（前）及两侧头痛6年，反复发作。察经发现手足太阴、手太阳、足阳明、足少阳等多条经脉异常，我当时心想这个病人头两侧痛，同时还有烦躁，当属少阳头痛，而且少阳经脉异常，病症与经脉可以完全对接，应当选少阳经治疗就可以了。但是老师却没有急于下结论，他追问患者头痛时还有什么反应，患者说伴有恶心、呕吐，每次发作持续六七个小时；老师又问大便情况，并且查看舌脉，发现病人长期便秘，苔薄根部有黄苔、少津，脉沉弦。据此老师辨经病在阳明、太阴经，属实证。实则阳明，虚则太阴。此症应以清降阳明之浊为主，开出囟会、中脘、丰隆、强间穴的配伍处方。让我十分意外的是，患者这样严重并且持续了六七年的头痛，竟然就在一次针灸之后基本消失了！我趁此机会询问此案配穴的道理，老师微笑着说了一句："你去看看《百症赋》，强间、丰隆之际，头痛难禁，正好切合这个病机啊。"这个病例通过老师的详细诊察和问诊，病变经脉当属太阴、阳明，阳明浊阴不降是核心病机，而强间、丰隆穴正是针对阳明实证头痛适用的针灸处方。听到老师对此腧穴配方机理的解读，我如梦方醒，针灸腧穴配伍针对的是病人经络气化的状态，而非个体所表现的症状。

后来我们又见到一例颈椎病引起的头目眩晕患者，患者颈椎增生压迫椎动脉，不能坐公交车，每次来诊都是骑自行车数小时，经脉异常以手足太阳经为主，老师在接诊过程中使用支正、飞扬和后溪、申脉这两组对穴，快速取得了疗效。这时我已能够理解，《百症赋》中所谓"目眩兮，支正、飞扬"，应当适用的病机状态正是太阳经气不利，由于太阳经气化失常，导致头项经筋拘急，影响头部气血运行，导致头目眩晕，所以使用太阳经"支正、飞扬"和"后溪、申脉"正好切中病机，反之，如果眩晕是其他原因所致则无效。如此反思，当初我们盲目追求各种古书中的"验方""秘方"，失在未能探明其深层次的道理。后来否定这些古人留下来的经验则更加不明真相。若未经明师指点，我们就会与这些千古良方失之交臂。所以《百症赋》最后说道"夫医乃人之司命，非志士而莫为；针乃理之渊微，须至人之指教。先究其病源，后攻其穴道，随手见功，应针取效。方知玄里之玄，始达妙中之妙。"跟师期间我曾经想好一个题目《古代"验方秘穴"揭秘》，若能与老师一起将散落于古籍中的针灸配方做深度的解析，将这些"验方秘穴"深层的"玄机"一一揭示，将是多么大的一件功德！可惜老师匆匆离世，使这一愿望永成遗憾，每念于此，不禁潸然泪下！

心经与心包经主病差异新解

在跟随王居易老师学习的近五年时间里，一直能够强烈地感受到老师对许多传统命题的思索和研究，从不拘泥于前人的思维定式，在实践中不断深化对经络理论的认识。关于心经与心包经的主病差异就是一个经典的理论突破。在经络理论界自古以来就存在着"心包经代君受过"的假说，心经与心包经主病有何不同，从未见到有研究报道。

对此问题的关注来源于王老师早年的一次临床实践。20世纪70年代，王居易老师在人民大学校医院讲课时，一位50岁的男性学员突然出现胸闷憋气，察经脉发现心包经出现显著异常，建议立即在楼下心电图室查心电图，结果显示：心肌缺血。当时立即取心包经郄门穴进行治疗，获得显著效果。临床运用内关穴治疗心肌缺血的报道很多，疗效确切，该病例心包经络异常的显现与治疗疗效之间具有显著相关性，且疗效迅速，非常能够说明心包经与心肌供血系统有着直接的关系。此后老师开始在临床注意观察心经和心包经在经络异常和症候特征上的相互关系，结果发现临床大部分心律失常，表现为"心慌、心悸、失眠多梦"，心电图显示"房早、心律不齐"的病患，常常会在心经上出现异常；而以"胸闷、憋气"，心电图显示"心肌缺血"的病患则与那位男学员一致，出现以心包经为主的异常征象。对于这一命题的研究并不仅限于此，王老师交代我们要注意在形态结构方面寻找依据，继续对这一命题进行探究。

一次在参加某医院心脏外科影像学病例分析时，笔者看到汇报者打出的心脏冠状动脉血管造影图片，显示冠状动脉的血管分支是由心包膜自外向内插入心肌的，受到这一心脏形态学的启发，我马上开始着手分析心脏腔室壁膜的结构，发现心脏外膜也就是心包膜与供应心脏的冠状动脉紧密相贴，而心脏腔室的内层（心内膜）深面就是掌管着心脏节律性跳动的心脏传导系统。二者的病变特征有很大差异，也在另外一个侧面说明了心脏自律系统和自身供血系统二者具有相对独立的生理功能。当我将自己的观点和研究资料向老师汇报时，得到了老师的认同和首肯，并且指导笔者完成了《心经与心包经主病新解》学术论文，发表于学术杂志，并随同老师的论文一起被翻译为英文在海外转载。受到文章的启发，很多读者反馈临床应用这一分析，对心脏病变不再含混合并论治，而是在诊察基础上，更加精准辨析，从而较大幅度地提高了心脏病变的治疗效果。无论在理论思考还是临床诊疗中，我们对许多病变尚有认识上的欠缺和空白，在这一点上王居易老师对理论难题的钻研精神永远值得我们学习和发扬。

跟师往事

俞募穴的主病解析

　　俞募穴是治疗脏腑病症时十分重要的两类特定穴，常常用于治疗脏腑病的局部选穴。两类腧穴虽然常用，但是二者的差异却没人说得清楚。这也难怪，早在《难经》时代就有先贤提出过这一疑问，《难经·六十七难》曰"五脏募皆在阴，而俞皆在阳者，何谓也？"《难经》同时也做出了回答"然：阴病行阳，阳病行阴。故令募在阴，俞在阳"，仅仅就是一个阴阳概念的含混解读。我们再看历代医家对此的认识和注解，《素问·阴阳应象大论》说："阳病治阴，阴病治阳"，王冰认为"胸腹曰募，背脊曰俞"，认为六腑病证多取募穴，而五脏病则多取背俞穴治疗。滑伯仁《难经本义》说："阴阳经络，气相交贯，脏腑腹背，气相通应"，认为脏腑之气与俞募穴是相互贯通的，等等，大致历代医家都认为募穴主治性能与背俞穴相同，二者既可以单独使用，又可与背俞穴配合使用，即谓之"俞募配穴"。同时俞募二穴也可互参诊察病证，所谓"审募而察俞，察俞而诊募"，作为协助诊断的一种方法。但是对于俞募穴治疗脏腑病症在功能特性的差异在历代文献中并未阐明。

　　对于经典理论中这样明显的含混论述，王居易老师从未轻率认同，他提出腧穴的功能一定与其腧穴结构有关，即构成腧穴所在部位的皮脉肉筋骨缝隙之间的解剖构造有着很大的关联。腧穴的功能不是凭空而来，也不是凭借古代医家假想设定的。王老师曾经非常仔细地与我们分析俞募穴的结构特点，背俞穴与募穴所在的位置虽然前后对应，但是局部解剖结构的差异却极大：人体背部各层肌肉筋膜强健，结构精细，极具张力，基本没有多少脂肪分布；胸腹部却大多有油脂包裹，深层还有网膜、肠系膜等膜性结构，结构疏松没有力量，而且还有大量的淋巴组织分布。这样分析，我们不难发现所谓募穴，应该是在募集脏腑代谢后所产生的废弃物，通过疏松的组织渗透，并经过淋巴系统解毒，排出体外。而背俞穴则更多是输注精微之气，通过足太阳卫阳宣发，为元神之府的大脑提供营养物质。所以在文献记载中背俞穴常用来治疗五脏精气不足的虚证，而募穴却常用来治疗六腑代谢障碍的实证。如此深刻的认识，却来自如此朴实的论证与剖析，后来在教学中讲述此类问题，同学们均有豁然之感。后来在老师的指导下我完成了《俞募穴的主病差异》一文，发表在《英国中医》杂志，对旅居海外的中医师也起了积极的影响。回忆与老师在一起讨论学术问题的往事，我们往往沉浸在理性思考的愉悦之中，常常忘记了时间。耳濡目染，我们也获得了研究经络医学理论最重要的方法，就是经络系统结构与功能相关的分析法，王居易老师对原穴、络穴、五输穴等特定穴穴性的独特分析与临床应用，都是基于这样的思维方法进行研究的。作为王居易老师的学术弟子，我们也要从认识论和方法论上传承好经络医学，运用辨证思维认识传统中医理论，师古而不泥古，如此才可以将经络医学的研究和学习深入下去！